CONTRIBUTION A L'ÉTUDE

DES

PLAIES DE L'ABDOMEN

EN CHIRURGIE DE GUERRE

PLAIES NON PÉNÉTRANTES PARIÉTALES

QUELQUES OBSERVATIONS DE PLAIES ANATOMIQUEMENT NON PÉNÉTRANTES
COMPLIQUÉES DE CONTUSIONS DE L'INTESTIN

PAR

Le Docteur PIERRE PHILARDEAU

Interne des Hôpitaux de Paris
Médecin aide-major de 1re classe aux armées

PARIS

ANCIENNE LIBRAIRIE FURNE

BOIVIN & Cie, ÉDITEURS

5, RUE PALATINE (VIᵉ)

1919

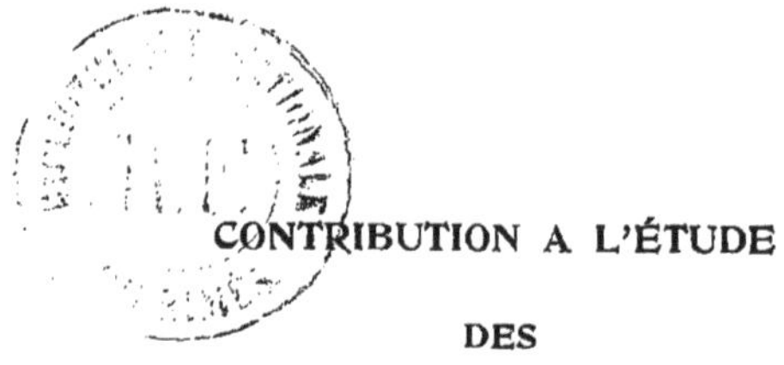

CONTRIBUTION A L'ÉTUDE

DES

PLAIES DE L'ABDOMEN

CONTRIBUTION A L'ÉTUDE

DES

PLAIES DE L'ABDOMEN

EN CHIRURGIE DE GUERRE

PLAIES NON PÉNÉTRANTES PARIÉTALES

QUELQUES OBSERVATIONS DE PLAIES ANATOMIQUEMENT NON PÉNÉTRANTES
COMPLIQUÉES DE CONTUSIONS DE L'INTESTIN

PAR

Le Docteur PIERRE PHILARDEAU

Interne des Hôpitaux de Paris
Médecin aide-major de 1re classe aux armées

PARIS

ANCIENNE LIBRAIRIE FURNE

BOIVIN & Cie, ÉDITEURS

5, RUE PALATINE (VIe)

—

1919

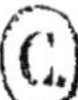

A

MES PARENTS

A MES MAÎTRES DANS LES HOPITAUX

———

1907

Monsieur le docteur Barié
médecin de l'hôpital Laënnec.

—

Monsieur le docteur Ch. Dujarier
chirurgien des hôpitaux

qui nous a guidé dans nos études
médicales ; nous lui offrons ici
l'expression de notre vive reconnaissance.

1908

Monsieur le professeur agrégé A. Gosset
chirurgien de la Salpêtrière.

1909

Monsieur le docteur Béclère
membre de l'Académie de médecine
médecin de l'hôpital Saint-Antoine.

—

Monsieur le docteur Rist
médecin des hôpitaux.

1910

Monsieur le professeur Letulle

membre de l'Académie de médecine
professeur d'anatomie pathologique à la Faculté,
médecin de l'hôpital Boucicaut.

1911

Monsieur le professeur agrégé Lœper

médecin des hôpitaux,

que nous prions d'agréer notre
reconnaissance pour la bienveillance
qu'il nous a toujours témoignée.

1912

Monsieur le docteur Guinon

médecin de l'hôpital Bretonneau

en hommage de notre affection.

A MM. P. Abrami, Léon Bernard, le professeur agrégé
Desmarest, Barbier, J. Broca, Dehelly,
Ehrenpreis, J. Ferron, membre correspondant de la
Société de Chirurgie, le professeur agrégé Jalaguier,
membre de l'Académie de médecine, Roux-Berger,
chirurgien des hôpitaux.

INTRODUCTION

La question des plaies de l'abdomen est une de celles
qui ont le plus donné lieu à discussion depuis le début
de la guerre.

L'expérience des guerres modernes précédentes avait
eu pour résultat d'introduire une série de principes qui
ont dû être revisés complètement.

Le professeur Quénu dans quatre rapports à la Société
de chirurgie (16 juin 1915, 22 septembre 1915, 24 novembre 1915, 5 janvier 1916) remit les choses au point.

Dans son deuxième rapport, il proposa, pour faciliter
l'étude des plaies de l'abdomen, de les grouper en deux
grandes classes : les plaies non pénétrantes et les pénétrantes. Les premières sont subdivisées en pariétales et
viscérales, les secondes en simples et viscérales.

Dans notre étude, nous adopterons cette classification
et nous étudierons uniquement les plaies non pénétrantes
pariétales. Elles ne sont pas très fréquentes : sur une
statistique de 150 plaies de l'abdomen, M. Quénu en
compte 3 non pénétrantes.

Nombre d'auteurs se hâtent d'écarter de leur étude les
plaies pariétales. Stern, par exemple (Société de chirurgie, 1er décembre 1915), déclare que les plaies pariétales

n'offrent pas plus d'intérêt qu'une plaie de jambe. En réalité, le voisinage des organes abdominaux devra toujours être présent à l'esprit du chirurgien qui examinera une plaie, même légère en apparence, de la paroi abdominale.

De même qu'une ruade de cheval en plein ventre peut déterminer en même temps qu'une plaie superficielle de la paroi, une contusion ou un éclatement de l'intestin sous-jacent, un projectile peut à la fois déterminer une lésion superficielle peu grave et des désordres profonds qui pourront entraîner la mort du blessé par hémorragie ou péritonite.

Depuis le début de la guerre, un certain nombre d'observations ont été publiées qui montrent la fréquence des contusions abdominales dans les plaies postérieures et latérales. Les contusions consécutives aux plaies antérieures n'ont pas été assez mises en évidence. Il est vraisemblable que les auteurs ont fait rentrer ces dernières observations dans le cadre des plaies pénétrantes. A notre avis, il importe de bien mettre en évidence ces cas, à la vérité assez rares. Il faut éviter, après avoir évidé ou débridé un séton de bout en bout et constaté l'absence de communication avec le ventre, de poser l'équation : non pénétration = pronostic bénin.

Le professeur Quénu a, d'ailleurs, appelé plusieurs fois l'attention des chirurgiens sur cette question, notamment à la Société de chirurgie le 8 mars 1916 : « Enfin, je voudrais à nouveau attirer l'attention sur les plaies pénétrantes ou non qui, sans ouvrir l'intestin, le contusionnent et amènent, secondairement à la chute de l'eschare, la production d'une fistule stercorale. »

Dans cette thèse, nous nous sommes proposé d'étudier

les désordres (hémorragie, attrition, infection, etc...) que le projectile détermine dans la paroi abdominale. Notre but sera aussi de montrer que les plaies pariétales peuvent se compliquer de lésions intestinales lorsque le projectile agit à la fois comme agent tranchant et contusionnant.

ANATOMIE

RÉSUMÉE DES PAROIS DE L'ABDOMEN

I. — Paroi antérieure.

Elle est constituée par les deux muscles grands droits. Chaque muscle est étendu du pubis aux cartilages costaux des 5ᵉ, 6ᵉ et 7ᵉ côte, il s'insère en bas par un tendon plat, en haut par trois languettes charnues. Musculaire sur presque toute son étendue, le grand droit présente pourtant trois intersections aponévrotiques.

Les deux muscles grands droits sont séparés l'un de l'autre par la ligne blanche étendue de l'apophyse xyphoïde au pubis et renfermés dans une forte gaine aponévrotique. Elle présente pourtant un point faible à sa partie postérieure, au-dessous de l'ombilic. A ce niveau, le muscle grand droit n'est séparé de la graisse sous-péritonéale que par le fascia transversalis.

Innervation :

Branche antérieure des cinq derniers nerfs dorsaux,
Grand abdomino-génital,
Petit abdomino-génital exceptionnellement.

II, — Paroi latérale.

De la superficie vers la profondeur on trouve trois muscles larges.

1° Le grand oblique s'insère en haut sur le gril costal par huit digitations musculaires contiguës à celles du grand dentelé, suivant une ligne oblique en bas et en dehors.

Il rayonne ensuite en bas et en dedans, ses fibres postérieures, presque verticales, vont s'insérer à la crête iliaque, les autres se jettent sur un vaste tendon plat qui contribue à former l'arcade crurale, l'anneau inguinal et se jette dans la ligne blanche.

2° Le petit oblique naît en arrière de la crête iliaque et de l'aponévrose lombo-dorsale, puis rayonne en haut et en dedans (croisant ainsi en X les fibres du grand oblique).

Les fibres supérieures s'attachent aux dernières côtes.

Les fibres inférieures vont s'attacher au pubis (tendon conjoint).

Les fibres intermédiaires se jettent sur un tendon plat qui va contribuer à former la gaine des droits.

3° Le transverse est constitué par une nappe musculaire à fibres horizontales, comprise entre deux tendons plats : l'antérieur prend naissance sur les six dernières côtes, la gaine du droit, le tendon conjoint, le postérieur se dirige vers les apophyses transverses séparant en deux loges les muscles postérieurs de l'abdomen.

Innervation des muscles latéraux :

branches des 8ᵉ, 9ᵉ, 10ᵉ, 11ᵉ, 12ᵉ nerfs dorsaux,

   —   des deux abdomino génitaux.

III. — Paroi postérieure ou lombo-iliaque.

1° De la superficie à la profondeur, on trouve d'abord le grand dorsal et sa large aponévrose lombo-dorsale d'insertion (aponévroses épineuses).

Entre le grand dorsal oblique en haut et en dehors, le grand oblique dirigé en bas et en dedans et la crête iliaque se trouve une zone faible : le triangle de J.-L. Petit.

2°. Le deuxième plan musculo aponévrotique est constitué de la façon suivante.

On trouve :

a) En dedans, la masse sacro-lombaire plus ou moins épaisse suivant les sujets, mesurant environ 7 centimètres de largeur;

b) Le petit dentelé postérieur et inférieur tendu obliquement entre les apophyses épineuses des deux premières lombaires et des deux dernières dorsales et la face externe des quatre dernières côtes ;

c) Plus en avant, les faisceaux postérieurs du petit oblique dirigés en haut et en dedans.

Entre ces trois muscles et la douzième côte se trouve un point faible : le losange de Grynfelt.

3°. Le troisième plan est formé par le tendon du muscle transverse s'insérant aux apophyses transverses.

En avant de lui se trouve le Psoas en dedans et le carré des lombes en dehors, étendu de la dernière côte à la crête iliaque.

Innervation :

Masse sacro-lombaire : branches postérieures des nerfs rachidiens.

Petit dentelé post. et inf. : filets grêles des derniers nerfs dorsaux.

Psoas iliaque : Plexus lombaire.

Carré des lombes : 12° nerf intercostal 3 premiers nerfs lombaires.

IV. — Artères des parois de l'abdomen.

Les parois de l'abdomen reçoivent leurs artères de l'aorte abdominale, de la sacrée moyenne, de l'iliaque interne, de l'iliaque externe et de la sous-clavière.

1° L'aorte abdominale fournit quatre artères lombaires qui donnent chacune une branche abdominale lombaire et une branche postérieure dorso-spinale.

2° La 5° lombaire est fournie par la sacrée moyenne.

3° L'iliaque interne fournit deux branches qui nous intéressent :

a) L'ilio-lombaire (branche intra-pelvienne) par sa branche lombaire se ramifie dans le psoas et le carré des lombes.

b) L'obturatrice (branche extra-pelvienne) donne des rameaux musculaires, le rameau rétropubien anastomotique avec le symétrique du côté opposé, un rameau anastomotique avec l'épigastrique.

4° L'iliaque externe donne deux branches importantes :

a) L'épigastrique naît à quelques millimètres au-dessus de l'arcade crurale, sur le côté interne de l'artère, se dirige en haut et en dedans, passe entre les deux anneaux inguinal et crural, décrit une courbe à concavité dirigée en haut et en dehors, puis se dirige

2

vers l'ombilic. D'abord située dans le tissu cellulaire sous-péritonéal, elle pénètre dans la gaine du droit. A la hauteur de l'ombilic, elle abandonne ses branches terminales qui s'anastomosent avec la branche interne de la mammaire interne.

b) La circonflexe iliaque née au même niveau que la précédente, mais sur la face externe de l'artère, se dirige en haut et en dehors vers l'épine iliaque antérieure et supérieure, où elle se divise en branche transversale iliaque et branche ascendante abdominale qui remonte vers l'ombilic, entre le petit oblique et le transverse.

Une branche collatérale chemine dans le même espace, c'est l'épigastrique externe de Stieda.

5° La mammaire interne, branche de la sous-clavière, vient prendre part au réseau anastomotique péri-ombilical par sa branche terminale interne.

AGENTS VULNÉRANTS

Les plaies de l'abdomen peuvent être déterminées par des éclats d'obus, des éclats de grenade ou des balles.

Les petits éclats d'obus font, en général, des plaies peu importantes, il faut cependant savoir qu'ils peuvent entraîner avec eux des particules du sol et des débris de vêtements.

Les éclats d'obus dont le volume est supérieur à un centimètre cube sont souvent irréguliers, leurs contours sont tranchants. En général, on trouve en même temps que le projectile des débris vestimentaires. Ils déterminent des plaies anfractueuses, souillées de terre qui s'infectent rapidement. C'est surtout dans ce cas qu'on doit craindre le tétanos.

Les éclats de grenade déterminent des plaies petites et multiples avec souvent des brûlures superficielles. Ces plaies petites d'apparence, s'accompagnent souvent d'une attrition profonde des muscles de la paroi.

Les balles de fusil ou de mitrailleuse occasionnent des plaies assez différentes suivant qu'elles sont tirées de près ou de loin. Tirées de loin elles ne font que traverser la paroi en faisant deux orifices ponctiformes. Tirées de près, elles font d'ordinaire une plaie d'entrée petite ;

derrière cette ouverture on trouve une chambre d'éclatement avec muscles hachés, l'orifice de sortie est large et anfractueux.

Les balles de shrapnell se comportent, en général, comme des balles de fusil, tirées de loin.

SYMPTOMATOLOGIE

Elle est différente suivant que le blessé est examiné immédiatement après sa blessure ou quelques heures après, à l'ambulance.

Examen au poste de secours.

État général :

Dans les postes de secours régimentaires, nous avons noté plusieurs fois un état syncopal chez des blessés atteints de lésions bénignes qui devaient évoluer par la suite sans complication.

C'est, d'ailleurs, un fait classique. M. Ad. Jalaguier dans le *Traité de chirurgie* de Duplay et Reclus, dit qu'il n'est pas rare de voir un collapsus profond succéder à une plaie non pénétrante.

Il est rare de voir le blessé du ventre s'agiter beaucoup ; en général, il devient pâle, il tremble, quelquefois il vomit.

Il est souvent nécessaire de le laisser reposer, de lui faire une piqûre d'huile camphrée avant de l'évacuer.

Dans nombre de cas, par contre, on ne notera aucune modification appréciable de l'état général.

État local :

La plaie saigne quelquefois abondamment si de gros vaisseaux pariétaux sont lésés.

Le ventre est peu douloureux à la palpation, souvent souple même lorsqu'il y a lésion pénétrante.

Examen à l'arrivée dans une ambulance.

État général :

A son arrivée à l'ambulance, le blessé peut ne présenter aucun symptôme alarmant; ou arriver en état de shock. Le visage est pâle, l'aspect anxieux, la parole est difficile, la respiration superficielle, le pouls est petit quelquefois ralenti, la tension artérielle est basse. Très fréquemment le blessé n'a pas uriné depuis sa blessure. On notera s'il a émis des gaz ou s'il a eu une selle, s'il vomit.

État local :

La plaie, en général, ne saigne plus, quelquefois une voussure de la paroi abdominale traduit la présence d'un hématome sous-péritonéal ou interstitiel.

Quelquefois, par la perte de substance de la paroi, se forme une hernie viscérale plus ou moins importante, mais recouverte par le péritoine.

On notera fréquemment l'immobilité respiratoire localisée et une contracture également localisée au pourtour de la plaie, des douleurs spontanées et provoquées.

Cet état, en apparence grave, de blessés ne présentant localement que des lésions pariétales a été bien mis en lumière par Jean Quénu (*Paris Médical*, 1915). C'est ce qu'il a appelé le syndrome parapéritonéal. Il a réuni, à cette époque, neuf observations de plaies pariétales avec symptômes péritonéaux.

On observe, d'ailleurs, tous les cas intermédiaires entre le blessé présentant une réaction péritonéale, qui est gravement shocké et celui dont l'état général est normal, qui n'a pas souffert pendant son évacuation.

En cas de shock accentué, avant de poursuivre l'examen, il faut employer tous les moyens possibles pour relever la tension du blessé.

On peut poser en principe que les blessés atteints de plaies uniquement pariétales sortent assez vite de l'état de shock à moins que les lésions de la paroi soient fort importantes, que l'attrition musculaire soit très marquée ou que l'hémorragie ait été rapide et abondante. D'une façon générale, le traitement contre le shock agira d'autant mieux que le blessé sera resté moins longtemps sous tension basse.

FORMES CLINIQUES

I. — *D'après le trajet du projectile.*

a) Plaie borgne.

Il n'y a qu'un orifice, il faut absolument radioscoper le blessé, puis localiser son projectile et reconstituer le trajet.

La réaction péritonéale sera analysée avec soin.

b) Séton.

Il aura d'autant plus de chance d'être superficiel que les orifices d'entrée et de sortie seront plus près l'un de l'autre.

II. — *D'après l'étendue de la perte de substance.*

a) Forme bénigne.

Lésions de la paroi réduites au minimum.

b) Forme grave.

Grande perte de substance. Grosse attrition musculaire.

c) Rupture complète d'un muscle. C'est le cas célèbre de Larrey (rapporté par A. D. Jalaguier dans le *Traité de chirurgie* de Duplay et Reclus. Tome IV. Page 369).

Il s'agissait d'un soldat de 22 ans, blessé devant Mayence ; un boulet avait déchiré la paroi abdominale, jusqu'au péritoine exclusivement, sur une surface de 6 à 7 pouces ; au-dessous de la lamelle péritonéale, on distinguait les anses intestinales distendues par des gaz ; le blessé guérit.

Guthrie a vu un fait analogue : une balle de mousquet avait produit une plaie de 10 centimètres, divisant les muscles et mettant à nu le péritoine. Ce blessé guérit également.

III. — *Formes compliquées.*

a) Forme avec shock.

b) Forme avec hernie viscérale sous-péritonéale (voir observation n° 10).

c) Forme hémorragique :

C'est, en général, l'épigastrique qui saigne ou une branche de la circonflexe iliaque.

d) Forme avec hématome.

Tumeur plus ou moins volumineuse.

e) Formes infectées.

On peut voir des sphacèles étendus, des infections gazeuses.

f) Formes avec contusion abdominale.

Nous aurons à les étudier longuement, plus loin.

g) Formes avec complications tardives.

Voir Séquelles.

DIAGNOSTIC

A

La plaie est-elle ou non pénétrante ?

Quand le chirurgien examine une plaie de l'abdomen, la première question qu'il se pose est la suivante : la blessure est-elle ou non pénétrante?

Le diagnostic est d'autant plus difficile à faire que la blessure est plus récente.

Chez un blessé de MM. Bouvier et Caudrelier (in *Société de chirurgie,* septembre 1915), observé un quart d'heure après l'accident, le ventre est assez souple, peu douloureux, l'orifice d'entrée occupe la région inguino-crurale, le pouls normal. On croit à une plaie tangentielle et on attend. Deux heures après, la scène change et on observe de l'agitation, des vomissements, un ventre rétracté et douloureux. On opère et on trouve trois perforations du grêle et déjà une altération du péritoine. L'opéré meurt.

Il y a donc une grosse difficulté à poser le diagnostic de façon précoce. Au début, en effet, la symptomatologie est fruste, plus tard elle se précise ; mais s'il y a pénétration, ce sont en général, des signes de péritonite qui apparaissent. On a donc un gros intérêt à poser le diagnostic de façon précoce. Nous allons passer rapidement en revue les symptômes qui peuvent faire pencher le diagnostic en faveur de la pénétration :

1° L'issue des matières par un orifice indique de façon certaine une plaie de l'intestin ;

2° L'issue de gaz au cours de l'exploration ou du débridement indique également l'ouverture de l'intestin ou de l'estomac. On élimine facilement les bulles de gaz provenant d'une gangrène gazeuse de la paroi ;

3° Beaucoup de chirurgiens reconnaissent une grande valeur à la reconstitution du trajet.

S'il y a deux orifices, celle-ci est facile, encore faut-il tenir compte de l'épaisseur de la paroi et éliminer la possibilité de deux orifices d'entrée.

S'il n'y a qu'un orifice, on peut reconstituer le trajet en localisant le projectile par la radioscopie.

La reconstitution du trajet sera d'autant plus exacte que la paroi abdominale sera moins épaisse et que les deux orifices seront plus rapprochés.

Il faut pourtant se méfier de ces reconstitutions de trajet et toujours faire une réserve.

M. Quénu (*Société de chirurgie*, 23 juin 1915), déclare formellement :

« Il me paraît absolument impossible d'affirmer par la seule topographie des deux plaies d'entrée et de sortie la pénétration viscérale et, dans certains cas même, la pénétration péritonéale..... Les plaies abdominales peuvent rester tangentielles non seulement quand les deux orifices sont du même côté et rapprochés, mais même lorsque l'un siège franchement à la partie antérieure du ventre et l'autre plus ou moins en arrière. »

4° L'immobilité du ventre est un bon signe de pénétration. Il a pour corollaires la respiration costale supérieure, le battement des ailes du nez et la contracture.

5° La contracture du ventre doit être recherchée méthodiquement. Lorsqu'elle est localisée au côté blessé et à la région intéressée par le séton ou la plaie, elle n'a aucune valeur diagnostique. Il n'en est pas de même lorsque la contracture est généralisée et surtout lorsqu'on observe le phénomène dit du ventre de bois.

Encore faut-il faire des réserves. Le professeur Quénu analysant un rapport de MM. Delay et Lucas-Championnière (*Société de chirurgie*, 20 septembre 1915), dit que la contracture de la paroi est un signe de grande valeur, mais elle peut manquer avec la pénétration (5 fois sur 45); elle peut exister sans pénétration (4 fois sur 45).

6° L'arrêt des matières et des gaz a peu de valeur. MM. Delay et Lucas-Championnière citent le cas d'un blessé atteint de plaies du côlon transverse et qui eut quatre heures après sa blessure une selle abondante.

Ce n'est d'ailleurs pas une notion classique, et M. Abadie (d'Oran) dans son *Traité des blessures de l'abdomen*, est très affirmatif. « Toutes les fois qu'un blessé a pu après l'accident, expulser des gaz par l'anus, on peut être affirmatif : il n'y a pas de plaie pénétrante de l'abdomen. La réciproque n'est pas vraie, au moins au début et l'absence de gaz ne suffit pas à conclure à la pénétration. »

7° Les nausées et les vomissements alimentaires n'ont également aucune valeur. Le vomissement vert fera plutôt penser à une pénétration. L'hématémèse indiquera une plaie de l'estomac ou du duodénum.

8° La présence de sang dans les selles indiquera, de façon précise, une lésion intestinale.

9° La douleur spontanée, sous forme de coliques, fera penser à la pénétration, malheureusement c'est un signe tardif. La douleur à la pression au niveau de la plaie n'a aucune valeur.

10° La matité, dans les flancs peut être un symptôme de péritonite ou d'hémopéritoine. L'hémopéritoine est en rapport avec la rupture d'une grosse artère intestinale ou avec la plaie d'un viscère plein comme le foie ou la rate. Le blessé est anémié, pâle, avec le pouls filant, sa tension est basse.

11° La sonorité préhépatique est un excellent signe de pénétration ou de péritonite.

Immédiatement après la blessure de l'intestin, les gaz peuvent, en se répandant dans l'abdomen, masquer la matité hépatique : c'est la tympanite sur laquelle Jobert de Lamballe avait insisté autrefois.

A la phase de péritonite, la matité préhépatique est masquée par le ballonnement produit par la distension paralytique des anses.

12° Le facies grippé, le pouls filant, le battement des ailes du nez, le shock ne peuvent qu'éveiller l'attention, ils n'ont pas par eux-mêmes de valeur diagnostique.

On voit donc que parmi tous ces signes, il en est peu qui puissent isolément faire poser le diagnostic de pénétration. On se basera donc sur l'ensemble du tableau clinique après avoir fait l'étude critique de chaque symptôme.

Enfin, avant d'affirmer la pénétration, le chirurgien

doit se rappeler que des symptômes péritonéaux alarmants peuvent ne traduire qu'une irritation pariétale. C'est le symptôme parapéritonéal sur lequel M. J. Quénu a attiré l'attention. Exemple :

M. H. Rouvillois (cité par M. Abadie dans son *Traité des blessures de l'abdomen*) pour un petit projectile entré au-dessus de la symphyse pubienne, observe une douleur abdominale généralisée avec défense de la paroi et léger tympanisme. On note des vomissements alimentaires, du battement des ailes du nez, un pouls à 120, un état général médiocre. Or l'opération enlève un petit éclat d'obus intrapariétal et des débris vestimentaires ; les signes abdominaux disparaissent rapidement. Voir également les observations n°s 6 et 7.

La difficulté du diagnostic est donc parfois très grande. Malgré un examen méthodique et approfondi, il peut rester un doute.

En ce cas, presque tous les chirurgiens sont d'accord pour agir de la façon suivante : débrider le séton de bout en bout ou déterger la plaie, si c'est une plaie en surface pour acquérir la conviction de la non-pénétration. Si le séton ne peut être débridé de bout en bout sans déterminer des délabrements importants de la paroi abdominale, il faut pratiquer la laparotomie exploratrice.

On a aussi la ressource d'attendre l'évolution de la blessure, mais c'est un procédé excessivement dangereux. (Nous verrons dans un instant dans quel cas on peut admettre l'abstention.) On fait courir beaucoup moins de risques au blessé en lui faisant une laparotomie exploratrice qu'en attendant que le cortège symptomatique de la péritonite s'installe. L'observation de

MM. Bouvier et Caudrelier relatée plus haut est particulièrement instructive à ce sujet.

Nous citons maintenant l'opinion de quelques auteurs
sur ce point particulièrement important du diagnostic.

M. Quénu (*Société de chirurgie*, 16 juin 1915) : « J'ad-
mets l'abstension lorsque la situation des deux plaies
d'entrée et de sortie, toutes les deux dans une région
postéro-latérale, autorise à supposer un trajet tangentiel,
tandis qu'à mon sens, la plaie abdominale unique com-
mande l'intervention chirurgicale où qu'elle siège. (A
moins de renseignements radiographiques permettant
de reconstituer le trajet.) »

MM. H. Rouvillois, Pédeprade, Guillaume Louis et
Basset (*Société de chirurgie,* 14 mars 1917) : « Les
extrapéritonéales n'ont présenté d'autre intérêt que le
diagnostic de la pénétration qui a été parfois difficile.
Dans le cas où le diagnostic est douteux, nous sommes
toujours restés fidèles à la laparotomie exploratrice que
nous avons eu l'occasion de pratiquer deux fois, et nous
avons trouvé dans ces deux cas, la raison anatomique du
syndrome abdominal, sous la forme d'une infiltration
ecchymotique du mésocolon et du grand épiploon. Ces
deux opérés ont guéri sans complication. »

M. Simonin (*Société de chirurgie*, 18 avril 1917) :
« L'indication opératoire résulte pour nous, de la proba-
bilité d'une pénétration abdominale. Dans les toutes premières heures, la symptomatologie peut être fruste ;
le signe de la contracture même localisée peut lui-même
manquer, il ne faut point se laisser leurrer par la béni-
gnité provisoire du tableau clinique, et il importe de
vérifier, en partant de la plaie, quand cela est possible,
la pénétration ou la non-pénétration. »

M. Miginiac (*Société de chirurgie*, 10 octobre 1917).
« La non pénétration fut démontrée soit par le débridement, soit par l'évolution de la blessure. »

B

S'agit-il d'une plaie non pénétrante mais avec lésion viscérale ?

Les organes sous-péritonéaux qui peuvent être atteints par un projectile sans ouverture du péritoine sont le rein et les uretères, les côlons ascendant et descendant, le rectum dans sa partie basse, enfin la vessie.

D'une façon générale, ces blessures tirent leur physionomie clinique de l'organe qui est atteint. Il y a, pour chacune de ces lésions, toute une série de symptômes que nous allons rapidement passer en revue et qui signent le diagnostic.

La seule difficulté clinique consistera, pour chaque cas, à éliminer la possibilité d'une pénétration de l'abdomen venant compliquer la blessure viscérale sous-péritonéale. En effet, dans nombre de cas, on trouvera des signes de réaction abdominale (contracture des grands droits, douleurs spontanées de l'abdomen) qui pourraient en imposer pour une plaie pénétrante. Il faudra toujours alors se méfier des fractures du bassin ou du thorax, car elles entraînent des contractures abdominales.

I. — Blessures de la région rénale.

Les blessures de la région rénale siègent à la partie postéro-latérale de l'abdomen.

La porte d'entrée du projectile peut être d'ailleurs assez éloignée.

Le critérium de la plaie rénale est l'hématurie, mais ce n'est pas un symptôme constant.

M. Chevassu, sur douze observations de blessures du rein, a pu ne constater l'hématurie que cinq fois (*Société de chirurgie*, 16 janvier 1918) le symptôme doit être recherché avec soin, les urines peuvent être à peine teintées de sang, quelquefois l'hématurie est secondaire (un cas de M. Chevassu le 10e jour).

L'hémorragie externe par la plaie lombaire est fréquente, quelquefois on note un volumineux hématome de la région lombaire ou lombo-iliaque.

Le blessé présente des douleurs lombaires avec souvent de la contracture des muscles dorso-lombaires du côté blessé. On peut noter des douleurs à la miction.

Dans plusieurs cas, la contracture concomitante des muscles abdominaux a pu en imposer pour une perforation de l'abdomen et a nécessité une laparotomie exploratrice (voir observation n° 1).

On voit donc que pour diagnostiquer une plaie du rein, il faudra rechercher avec soin les hématuries, les hémorragies lombaires et l'hématome lombo-costal.

Il ne faudra pas poser le diagnostic de pénétration abdominale sur la seule constatation de la contracture abdominale.

II. — Blessures des côlons ascendant et descendant.

Le côlon ascendant compris entre le cœcum et l'angle sous-hépatique, le côlon descendant compris entre l'angle splénique et l'anse sigmoïde sont accolés à la paroi pos-

térieure de l'abdomen : le péritoine ne fait que se réflé-
chir sur eux sans former de méso.

Les côlons répondent en arrière, au muscle carré des
lombes et au rein par l'intermédiaire d'une atmosphère
graisseuse particulièrement abondante autour du rein.

On conçoit donc la possibilité de lésions de la paroi
postérieure de l'abdomen et du côlon sans ouverture de
la grande cavité péritonéale.

Le signe pathognomonique des lésions du côlon dans
une plaie dorsolombaire est l'issue par celle-ci de gaz et
de matières stercorales.

La seule difficulté de diagnostic consistera à éliminer
la pénétration concomitante de l'abdomen.

La contracture des muscles de la sangle abdominale,
la disparition de la matité préhépatique devront y faire
penser.

III. — Blessures du rectum sous-péritonéal.

Le rectum, dans sa portion sous-péritonéale, répond
latéralement à l'espace pelvirectal supérieur et aux
fosses ischiorectales, en avant à la vessie, en arrière au
sacrum.

La blessure de l'organe dans cette portion est assez
fréquente. Récemment (*Société de chirurgie*, 6 février
1918), MM. Pierre Mocquot et Bernard Fey en ont rapporté 19 cas.

Les plaies d'entrée du projectile siègent rarement au
périnée, presque toujours dans les régions sacrées et
fessières.

Les lésions osseuses concomitantes sont fréquentes. Ce
sont des plaies à tendance gangréneuse.

L'issue de matières striées de sang par l'anus, le toucher rectal fixeront rapidement le diagnostic.

IV. — Blessures de la vessie.

La vessie, quand elle est distendue par du liquide, peut être atteinte par une plaie abdominale antérieure. La vessie remonte alors notablement au-dessus du pubis refoulant le péritoine en haut. Ainsi se trouvent réalisées des plaies vésicales sans pénétration abdominale.

La vessie peut être atteinte par des trajets complexes en arrière ou sur les côtés, mais il y a fréquemment des fractures concomitantes du bassin.

Le symptôme révélateur est l'issue d'urine par la plaie. Quelquefois, au moment de la blessure, toute la vessie se vide par la plaie. C'est un symptôme qui ne passe pas inaperçu du blessé.

L'urine qui peut encore passer par l'urèthre est mêlée de sang, quelquefois il y a issue de sang pur par le méat.

Les douleurs sont variables, il y a souvent du ténesme vésical, au moment des mictions. Enfin, signalons la fréquence relative des lésions associées de la vessie et du rectum avec fistule vésicorectale.

C

Y a-t-il contusion concomitante des viscères abdominaux ?

Un projectile peut agir en même temps comme agent tranchant et comme agent contondant. Cette remarque est particulièrement importante à retenir lorsqu'on a à examiner une plaie de l'abdomen. (Voir observations n°s 15, 16, 18, 19.)

Agents vulnérants.

Les éclats d'obus, en particulier ceux d'un assez gros volume, sont capables de déterminer des lésions par contusion. Le projectile agit comme agent tranchant, en faisant une lésion superficielle de la paroi et comme agent contondant en déprimant violemment et brusquement cette dernière.

Mécanisme.

L'organe qui est le plus facilement atteint est le gros intestin (cæcum, côlon ascendant, côlon descendant). En effet, lorsqu'il est dilaté, il déborde latéralement sur les côtés du ventre. Il est fixé sur le carré des lombes par le péritoine postérieur qui se réfléchit sur lui sans lui former de méso. On conçoit aisément qu'il ne puisse fuir sous le choc traumatique et se laisse contusionner.

Quant à l'intestin grêle, il peut, lui aussi, se laisser contusionner, mais il est surtout sujet aux lésions par éclatement. Dans quatre de nos observations, trois fois le gros intestin a été lésé et deux fois l'intestin grêle.

Le traumatisme peut produire exceptionnellement une rupture totale du tractus intestinal.

Il peut intéresser l'estomac, des viscères pleins comme le foie et la rate, l'épiploon, le mésentère et des gros vaisseaux.

Anatomie pathologique.

A. Contusion de l'intestin.

Elle peut s'observer à plusieurs degrés :

1° Légère.

Il s'agit d'une simple infiltration sanguine sous-séreuse (Pelletan, Beck). Ce n'est possible que pour le gros intestin, à cause de la laxité relative de la tunique péritonéale. Les contusions légères doivent guérir par *restitutio ad integrum*.

2° Grave.

La contusion grave comporte d'abord une infiltration sanguine de toutes les tuniques de l'intestin, puis une attrition de celles-ci. C'est la muqueuse qui résiste le moins bien, puis la musculeuse, enfin la séreuse. Malheureusement la destruction de la muqueuse est particulièrement grave, car elle favorise l'action des sucs intestinaux sur la musculeuse et la séreuse. Une péritonite peut survenir du fait de l'amincissement de la paroi sans perforation (Delore).

En règle générale, la contusion grave de l'intestin aboutit à la formation d'une eschare.

Jobert de Lamballe, dans son *Traité des maladies chirurgicales du canal intestinal* (1831), avait déjà étudié la mortification de l'intestin et la chute secondaire de l'eschare.

La portion intestinale contuse devient grisâtre, puis jaune feuille morte. Elle n'a, dès lors, aucune résistance, elle se laisse perforer avec facilité. Dans l'observation 15, on notait une petite perforation au milieu d'une eschare non encore détachée.

L'eschare peut se détacher en bloc. Il en résulte une péritonite généralisée si l'ouverture du canal intestinal a lieu en péritoine libre, une péritonite localisée et un abcès stercoral si cette ouverture se fait en péritoine cloisonné. Exceptionnellement, l'accident peut n'avoir aucune suite grave si un processus d'adhérences a pu amener au contact de l'eschare une autre anse intestinale ou l'épiploon.

Lorsque l'eschare siège sur la face postérieure des côlons ascendant et descendant, elle est extrapéritonéale et sa chute ne fait qu'entraîner une fistule stercorale (voir observations n°s 17,18,19).

Les fistules stercorales se produisent assez tardivement après la blessure : il faut le temps nécessaire à la mortification de la paroi intestinale et à l'élimination de celle-ci. Cela dure deux à quatre jours, quelquefois plus.

Certains auteurs : MM. H. Rouvillois, Pédeprade, Guillaume Louis et Basset (*Société de chirurgie*, 22 mars 1916, p. 770) admettent pour expliquer la formation d'eschare colique, la possibilité d'une brûlure de la paroi intestinale par un trajet tangentiel du projectile.

A notre avis, ce mécanisme est exceptionnel.

B. Éclatement de l'intestin.

Les perforations de l'intestin par éclatement sont rares. Leur aspect est très différent des pertes de substance par chute d'eschare.

Tout autour de l'orifice, la paroi intestinale a un aspect normal, il n'y a pas de zone contuse, ecchymotique.

Ici, c'est la séreuse qui se rompt la première.

La lésion a la forme d'un entonnoir à base extérieure. Ces perforations siègent sur le bord libre de l'intestin, elles entaillent généralement au moins la moitié de son calibre.

Les fibres longitudinales, en se rétractant, donnent à ces perforations une forme allongée dans le sens de la longueur de l'intestin (Rouhier, *Société de chirurgie*, 31 mai 1916).

C. Rupture totale de l'intestin.

C'est une éventualité rare, nous n'en connaissons aucune observation de guerre.

D. Estomac.

Il peut offrir des lésions analogues à celles de l'intestin.

E. Epiploon.

Il peut être contus, présenter des ecchymoses, il est plus rarement désinséré complètement. Ces lésions peuvent donner lieu à des hémorragies parfois considérables.

F. Mésentère.

Il peut être meurtri, ecchymotique ou déchiré. Il peut en résulter une hémorragie immédiate ou secondaire par chute d'une eschare siégeant sur une artère mésentérique. Ce sont des lésions très graves, car l'hémorragie peut être abondante et rapide. D'autre part, les artères mésentériques sont du type terminal. Leur section amènera une gangrène intestinale d'autant

mieux que la lésion siégera plus près du bord de l'intestin.

G. Organes pleins.

Les contusions du foie et de la rate se traduisent
par d'abondantes hémorragies.

Examen clinique.

Le blessé se présente de façons différentes suivant
les cas.

A. Plaie postérieure ou postérolatérale.

Le blessé peut être shocké.

A l'examen, on constate une contracture plus ou
moins accusée des muscles lombaires. Toute pression
au pourtour de la plaie est douloureuse.

Le ventre est légèrement contracturé, il n'y a pas de
sonorité préhépatique.

La reconstitution du trajet du projectile montre que
la plaie n'est pas pénétrante.

Le projectile, s'il est encore inclus, est localisé, et le
chirurgien débride la plaie. Il constate la non pénétration; la paroi du côlon, s'il est amené à la découvrir,
lui paraît saine ou légèrement ecchymotique.

Or, quatre jours après l'opération, une fistule stercorale se déclare : une eschare s'est formée et s'est détachée.

Ces fistules sont souvent bénignes, elles ont tendance
à guérir spontanément. Cependant si la blessure n'est
pas bien débridée, si l'eschare est large et mal limitée,
la plaie peut devenir gangréneuse. On peut voir se

développer une péritonite secondaire par extension de l'eschare à la partie antérieure de l'intestin ou par simple propagation.

B. Plaie antérieure.

Le blessé est souvent shocké. Il se présente à l'ambulance avec une plaie plus ou moins large de la paroi antérieure de l'abdomen.

Le ventre est immobilisé, il respire mal, à la palpation on constate de la contracture des muscles grands droits surtout nette au pourtour de la plaie.

La douleur provoquée est assez vive, la douleur spontanée est fréquente, mais rarement sous forme de coliques.

Si le projectile est inclus, on le repère, le trajet ne paraît pas pénétrant.

Le chirurgien entreprend le débridement de la plaie. Il constate qu'en effet celle-ci n'est pas pénétrante. Les signes de contracture du ventre, de douleur spontanée et provoquée sont mis sur le compte de la plaie pariétale.

Dans les jours qui suivent, quatre éventualités peuvent se produire :

1° Une péritonite se manifeste progressivement. Le ventre se ballonne, la sonorité préhépatique disparaît, la matité se laisse mettre en évidence dans les flancs.

L'état général décline, le pouls devient rapide, la mort arrive par collapsus.

Cette symptomatologie traduit une péritonite par propagation, à travers une zone contuse amincie ou à travers une eschare ramollie ou perforée (obs. n° 15).

2° Le blessé présente brusquement une douleur abdominale intense, transfixiante. Le ventre, souple jusque-là, se contracte (ventre de bois), le pouls devient rapide, la respiration superficielle.

Cette symptomatologie traduit la chute d'une eschare en péritoine libre, elle entraîne une péritonite mortelle si l'on n'intervient rapidement.

3° On peut voir se former un abcès stercoral qui s'ouvre au niveau de la plaie (observation n° 16).

Après le débridement, le ventre n'est pas redevenu souple, la contracture persiste, localisée au pourtour de la plaie pariétale.

L'état général reste alarmant, avec pouls rapide, état nauséeux, nez pincé.

Tous ces signes disparaissent, en même temps que la fistule stercorale se déclare.

Cette fistule sera d'autant plus grave qu'elle siégera plus haut sur le grêle.

Elle peut ne pas éviter au blessé la mort par péritonite généralisée : les eschares peuvent être multiples, dans une de nos observations (n° 16) la perte de substance s'ouvrait mi à l'extérieur mi dans la cavité péritonéale.

4° Enfin, tout à fait exceptionnellement, la chute de l'eschare passe inaperçue, une anse intestinale voisine ou une frange épiploïque étant venue oblitérer l'orifice.

C. Syndrome hémorragique.

Primitif, il traduit la contusion du foie, de la rate ou d'un gros vaisseau.

Secondaire, il traduit la chute d'une eschare provenant d'un viscère plein ou d'un vaisseau.

L'hémorragie d'une artère mésentérique peut se compliquer du sphacèle de l'intestin dans le territoire de distribution du vaisseau.

Diagnostic différentiel.

Le diagnostic de contusion abdominale est difficile à poser, l'examen clinique étant gêné par la présence de la plaie abdominale.

On recherchera les symptômes déjà énumérés à propos du diagnostic des plaies pénétrantes. Nous allons les étudier comparativement.

1° L'issue des matières par la plaie ne peut exister qu'au moment de la chute de l'eschare et dans une plaie postérieure (observations n°ˢ 17,18,19).

Dans une plaie antérieure, l'irruption des matières se fera dans le péritoine (obs. 15) à moins que des adhérences aient eu le temps de s'établir entre l'anse contusionnée et la paroi abdominale (obs. n° 16).

2° L'issue de gaz, au cours de l'exploration du débridement est impossible : lorsqu'il y a contusion, le péritoine est encore intact, la paroi ne présente pas de solution de continuité menant jusqu'à l'intestin.

3° La reconstitution du trajet ne doit pas induire en erreur le chirurgien.

En effet, le débridement explorateur ne peut lui donner qu'une confiance trompeuse. Il faut avoir présents à l'esprit, les cas de contusion abdominale pour prévenir l'apparition d'une péritonite, même lorsque le trajet du projectile aura pu être reconstitué et reconnu uniquement pariétal.

4° L'immobilité du ventre devra toujours être prise en considération et faire suspecter une lésion profonde.

5° Il en est de même pour la contracture du ventre, si elle est généralisée ou persistante.

6° L'arrêt des matières et des gaz a peu de valeur.

7° Id. pour les vomissements alimentaires et les nausées.

8° La présence de sang dans les selles sera pathognomonique d'une contusion intestinale, si l'on peut affirmer d'autre part que la plaie n'est pas pénétrante et que le sang ne provient pas de l'anus.

9° La douleur spontanée, brusque, angoissante, fera penser à la chute d'une eschare, surtout si elle s'accompagne de phénomènes généraux.

10° La matité dans les flancs traduit un hémopéritoine ou une péritonite.

11° La disparition de la sonorité préhépatique traduit la chute d'une eschare (tympanite) ou une péritonite (distension paralytique des anses).

12° Le shock ne peut, en aucune façon, aider au diagnostic.

PRONOSTIC

Le pronostic des plaies tangentielles de l'abdomen est celui des plaies de guerre en général. Il dépend de plusieurs facteurs.

1° *La nature du projectile.*

Une plaie par balle, un simple séton à orifices punctiformes, doit guérir spontanément.

Il n'en est plus de même lorsque la balle a déterminé une chambre d'éclatement avec gros orifice de sortie. Les muscles sont alors contus et hachés.

Les blessures par éclats d'obus sont, en général, plus infectées et plus anfractueuses.

2° *L'étendue des lésions.*

Une grosse perte de substance de peau, un délabrement profond des muscles de la sangle abdominale interdit au chirurgien toute réfection anatomique primitive. Il pourra en résulter des éventrations plus ou moins importantes.

3° *Le temps qui s'écoule entre la blessure et le débridement de la plaie.*

Plus le blessé sera vu rapidement par le chirurgien, plus vite il sera opéré, meilleur sera le pronostic.

4° *Le degré d'infection de la plaie.*

Cette infection peut être facile à apprécier lorsqu'on est en présence d'un phlegmon gazeux ou d'une gangrène gazeuse de la paroi, ou encore d'un sphacèle étendu.

Le degré d'infection peut être plus difficile à mettre en évidence lorsqu'on. est forcé de recourir à l'examen microscopique. Il faudra alors tenir compte moins du nombre de microbes par champ de microscope que de la nature de ces microbes.

5° *La présence ou non de phénomènes de contusion intestinale.*

Le pronostic devient alors celui des plaies pénétrantes de l'abdomen, c'est-à-dire qu'il doit être extrêmement réservé.

Si l'on soupçonne une contusion intestinale, toutes choses égales d'ailleurs, le pronostic sera meilleur pour une plaie postérolatérale que pour une plaie antérieure.

Les premières guérissent, en général, spontanément, la chute de l'eschare entraînant une fistule stercorale tandis que les secondes se terminent fréquemment par une péritonite.

TRAITEMENT

Les blessés de l'abdomen arrivent fréquemment à l'ambulance en état de shock. Il importe de remonter leur tension, s'il en est besoin, avant de les faire passer à la salle d'opération.

Leur tension artérielle sera prise soigneusement avec l'appareil de Pachon ou de Laubry.

D'après la communication de M. Barnsby (*Société de chirurgie*, 23 mai 1917), la tension la plus basse à laquelle il lui a été permis d'opérer, a été Tx 9 1/2 Tm 5 1/2 (prise au Pachon). C'est un minimum.

Le blessé shocké doit être réchauffé, on le mettra sous un cerceau chauffant. Si l'on se sert de boules d'eau chaude, il faut éviter de brûler le blessé dont la sensibilité est fort diminuée.

Le sérum intraveineux à la dose de 500 gr. ou 1 litre sera employé pour améliorer le pouls.

La tension remonte constamment après une injection intraveineuse, mais il faut voir si cette amélioration est définitive ou temporaire.

Enfin, on emploiera les médicaments nervins dont nous disposons :

Huile camphrée à la dose de	10 ou 20 cm³
Caféine	0 gr. 20
Sulfate de strychnine	0 gr. 002

Si le blessé a beaucoup saigné et que son abaissement de tension paraisse en rapport avec une grosse hémorragie, on pensera à la transfusion.

Le blessé étant en état d'être opéré, il faut poser en principe que tout projectile doit être extrait, tout séton infecté débridé; mais on agira de façon différente suivant les cas.

I. — S'il ne présente pas de réaction abdominale, on s'occupera uniquement du traitement de la plaie pariétale.

La peau sera régularisée, les tissus contus seront enlevés jusqu'en partie saine, on s'assurera que la plaie n'est pas anatomiquement pénétrante.

Les vaisseaux qui saignent seront liés.

On tentera la réunion primitive si la plaie est récente, propre et qu'on puisse surveiller le blessé pendant quelques jours.

Sinon on laissera ouvert et l'on emploiera la méthode antiseptique.

II. — S'il présente une réaction abdominale, il faudra débrider la plaie pariétale avec soin, de façon à se rendre compte si la plaie est pénétrante ou non.

a) Si les lésions sont minimes, si la plaie n'est pas pénétrante, on peut espérer que le blessé ne présente qu'une défense abdominale réflexe qui disparaîtra après l'extraction du projectile (Obs. nᵒˢ 6, 7). On agira alors comme au § I.

b) Si l'on conserve un doute sur le trajet du projectile, il ne faut pas hésiter à faire une laparotomie exploratrice (Obs. nᵒˢ 11, 12, 13, 14).

III. — Si l'on redoute une contusion abdominale, la première chose à faire est le débridement du trajet, l'ablation des tissus contus, la recherche du projectile et l'ablation des débris vestimentaires, l'hémostase soignée de la plaie.

La conduite à tenir sera alors différente suivant qu'il s'agit d'une plaie antérieure ou d'une plaie postéro la-térale.

A. Plaie postéro latérale.

Nous avons vu que lorsque la plaie est débridée et qu'on n'a plus à redouter d'infection locale, les plaies postéro latérales compliquées de contusion se terminent en général par une fistule stercorale curable sponta-nément.

On ne peut souvent affirmer que l'intestin est contus et l'éventualité d'une fistule stercorale ultérieure sera, en général, la seule chose à craindre.

B. Plaie antérieure.

Après débridement de la plaie antérieure, il sera bon de pratiquer une laparotomie exploratrice.

Cette dernière sera contre-indiquée dans deux cas :

a) Si l'état de shock du blessé est trop accentué ;

b) Si le chirurgien ne possède pas une installation suffisante.

L'intervention étant décidée, on observera les règles suivantes :

1° *Anesthésie*.

Au cours de recherches faites à l'A. C. A. 31, nous avons remarqué que l'éther fait moins baisser la ten-

sion pendant l'opération que le chloroforme ou la ra-
chianesthésie (novocaïne, strychnine ou stovaïne). Nous
n'avons l'expérience ni de l'anesthésie régionale pour
les laparotomies, ni de l'anesthésie par le peroxyde d'azote
simple ou associé.

2° *Incision.*

Le choix de l'incision devra être guidé par le souci
de l'opérateur de ne pas infecter un péritoine sain et
d'avoir le plus de jour possible. Si la plaie est large
et anfractueuse, même débridée et désinfectée à la tein-
ture d'iode, il faudra éviter autant que possible de s'en
servir comme voie d'abord. On sera ainsi amené à faire
des incisions atypiques.

Si pourtant on était forcé de passer par la plaie, il
faudra la recouvrir de champs qu'on fixera à la tranche
pariétale ou mieux au péritoine, de façon à assurer l'é-
tanchéité de la brèche.

3° *Recherche des lésions.*

Les contusions de l'intestin seront recherchées au
voisinage de la plaie péritoine tandis que les lésions
par éclatement peuvent en être très éloignées. Les anses
lésées attirent l'attention par leur distension paralytique.
Cependant on aura recours à l'éviscération pour être
sûr de ne laisser aucune perforation ou eschare non
traitée si toutefois l'état du blessé le permet. Il ne faut
pas oublier, en effet, que l'éviscération et surtout la palpation du péritoine pariétal et diaphragmatique font
baisser la tension artérielle, de façon très appréciable
(trois degrés du Pachon).

4° Intestin grêle.

Les foyers d'attrition avec infiltration des tuniques de l'intestin, les eschares seront traités comme des perforations :

Si l'eschare est petite, on la résèquera, on avivera la paroi intestinale et on fera une suture en bourse.

Si l'eschare est grande ou si les foyers de contusion sont très rapprochés sur un même segment d'intestin, on aura recours à l'enterectomie suivie de suture termino-terminale ou latéro-latérale.

L'extériorisation de l'anse sera un pis aller.

Une mention spéciale doit être faite pour les contusions du duodénum, à cause de leur extrême gravité. Elles sont heureusement très rares.

Si la suture bout à bout ne peut être faite, il faut faire une gastro-entérostomie.

Si la lésion porte au niveau de l'ampoule de Vater, on est amené à lier le canal cholédoque, le canal pancréatique. On complètera la gastro-entérostomie par la cholecystenterostomie ou la cholécystogastrostomie. (Voir thèse de Dambrin).

5° Gros intestin.

Les.lésions du gros intestin seront particulièrement difficiles à traiter, car le côlon se prête moins facilement à la suture circulaire que le grêle.

Si l'on ne peut faire de suture, on est en droit d'extérioriser l'intestin contus. MM. Bouvier et Gaudrelier ont eu trois fois recours à cette méthode (*Société de chirurgie,* 22 sept. 1915).

On pourra dans certains cas, après résection large

de l'intestin et impossibilité de suturer, enfouir le bout distal et aboucher à la peau le bout cœcal. C'est un pis aller qui n'a d'ailleurs pas donné de bons résultats à MM. Bouvier et Caudrelier.

6° *Lésions intestinales douteuses.*

D'une façon générale, les parties simplement suspectes, aussi bien sur le grêle que sur le gros intestin, peuvent être traitées de la façon suivante :

a) On peut employer le procédé de l'enfouissement.

On commence par libérer le méso, puis on plisse l'intestin sur lui-même par des points longitudinaux de façon à faire disparaître la portion douteuse dans la lumière de l'intestin.

Ce procédé du « tout à l'égout », comme l'appelait Guinard, est recommandé par lui pour les lésions suspectes de l'intestin. Il ajoute que si la lésion dépasse 8 centimètres, il faut faire la résection.

b) On peut tapisser l'intestin légèrement contus avec une greffe épiploïque.

L'étude de ces greffes a été faite complètement par M. Robert Loewy.

Le procédé consiste à détacher une lame d'épiploon et à l'appliquer sur la région qu'on désire protéger, de façon que les bords de la lame débordent largement la région.

On fixera la plaque épiploïque par quelques points lâches non perforants ou par de simples coulissés : c'est le procédé de « la plaque », c'est d'ailleurs une méthode que M. Robert Loewy emploie de façon systématique pour protéger toutes les sutures abdominales.

Si l'on veut faire à l'intestin un manchon complet,

il faut qu'il soit assez lâche pour permettre de suivre les changements de diamètre de l'organe (C. Dambrin).

Jamais la greffe épiploïque quoique séparée de son pédicule ne se nécrose. Elle se transforme peu à peu en tissu fibreux.

7° *Epiploon.*

L'épiploon contus, hémorragique, sera réséqué.

8° *Mésentère.*

La contusion du mésentère sera traitée par la ligature des artères qui saignent et par la résection des anses sous-jacentes.

9° *Viscères pleins.*

Le foie ou la rate peuvent donner lieu à des hémorragies primitives ou secondaires très graves.

On aura recours à la suture ou bien on aveuglera le foyer hémorragique par une greffe épiploïque : procédé de « la bourre » ou du « capuchon » de M. Robert Lœwy. Le premier consiste à tasser dans la brèche de l'organe saignant un fragment d'épiploon dont les bords débordent largement la lésion et sont fixés par quelques points. Le deuxième consiste à envelopper complètement dans la greffe épiploïque le viscère saignant (rate, rein, etc...).

SÉQUELLES

Les plaies de la paroi abdominale se réparent d'autant plus facilement qu'elles sont plus petites et moins infectées.

La cicatrice peut être vicieuse.

Ultérieurement on peut voir se développer une hernie par éventration au niveau d'une cicatrice ou au pourtour d'une cicatrice, une paralysie des muscles larges de l'abdomen par section des nerfs qui les innervent.

I

Hernies au niveau d'une cicatrice.

Elles sont connues depuis longtemps. Arnaud puis Astley Cooper désignaient déjà sous le nom de hernies ventrales, laparocèles ou latérocèles, toute hernie sortant à travers la paroi abdominale mais non à l'ombilic ou par les anneaux.

Elles furent étudiées par nombre d'auteurs : Lawrence (*Traité des hernies,* traduit par Cloquet en 1818), Dionis, Lachausse, Astley Cooper, Gosselin, Duplay, de Mollière, Makrocki, Reignier, Ferrand, Terrier, Walther.

Anatomie pathologique et pathogénie.

Ces hernies n'ont pas de lieu d'élection, elles se forment au travers de la solution de continuité de la paroi qu'a déterminée le passage du projectile.

La hernie se forme, en général, progressivement en entraînant avec elle le péritoine pariétal. Ceci a lieu dans les plaies pariétales non pénétrantes, car dans les plaies pénétrantes les cicatrices de l'intestin blessé, du péritoine et de la peau peuvent se trouver confondues en une seule lame.

Le trajet de la hernie est soit direct soit interstitiel, elle est alors comparable aux hernies inguinales interstitielles.

Ces hernies renferment, en général, une grande quantité d'épiploon, et des organes abdominaux : cœcum, côlon, intestin grêle, avec des adhérences multiples.

Symptômes et Diagnostic.

Les laparocèles petites peuvent échapper à l'examen, elles sont à redouter lorsqu'elles s'étranglent.

Les grosses hernies sautent aux yeux. On constatera l'impulsion à la toux et, en cherchant à les réduire, on appréciera l'épaisseur de la paroi abdominale au niveau de l'éventration, la présence ou non d'adhérences gênant la réduction, la grandeur de l'anneau et le trajet du pédicule.

Le diagnostic saute aux yeux sauf quand la hernie est petite ou profonde.

Complications.

C'est l'augmentation progressive du volume de la hernie et l'étranglement, c'est pourquoi on devra toujours les opérer.

Traitement.

1° Incision sur la tumeur.

2° Dissection soigneuse des plans qui doivent être retrouvés. On libère l'intestin s'il est adhérent, on résèque l'épiploon accolé à la paroi. C'est le temps le plus difficile de l'intervention.

3° Ces plans sont ensuite réparés anatomiquement.

M. Ch. Walther (*Société de chirurgie,* 27 octobre 1915), pour une grosse éventration abdominale latérale, fait un premier surjet au catgut n° 1 réunissant les bords de l'anneau et prenant péritoine et muscles. Il fait ensuite sur les muscles un plan de suture aux crins couplés, à points perdus en U. Il réunit ensuite le tissu cellulaire et, après résection d'un lambeau cutané, suture la peau aux crins.

C'est une méthode qu'il emploie systématiquement (voir obs. n° 20).

II

Hernies ventrales au pourtour d'une cicatrice mais non développées aux dépens de la cicatrice.

Un cas typique a été rapporté par M. Quénu à la Société de chirurgie (1915, tome I, page 109). (Voir obs. n° 21.)

Il s'agissait d'un blessé dont la paroi a été contusionnée, au voisinage d'un trajet par balle. Il en est résulté une hernie ventrale siégeant nettement au-dessous de l'orifice de sortie de la balle.

Cette observation a lieu à propos d'une plaie pénétrante de l'abdomen. M. Quénu ajoute :

« Il semble que le projectile ait agi à distance sur la paroi abdominale, profondément, en la contusionnant; nous pourrions admettre une sorte de contusion de dedans en dehors de la paroi abdominale atteignant soit les muscles, soit leur innervation et déterminant ainsi la formation d'un point faible par où s'est faite la poussée herniaire. »

III

**Éventration large par paralysie des muscles larges
de l'abdomen.**

On conçoit qu'une lésion de la paroi abdominale puisse sectionner les nerfs moteurs des muscles larges de l'abdomen. Il en résulte une éventration par distension d'autant plus large que plus de nerfs auront été sectionnés et plus de muscle paralysé.

Le muscle paralysé devient flasque et gris jaunâtre.

Une présentation de malade typique a été faite par M. Walther à la Société de chirurgie (23 mai 1917). (Voir obs. n° 20.)

OBSERVATIONS

Voici 21 observations qui viennent illustrer la symptomatologie que nous venons de décrire.

Obs. 1. — Une plaie de la paroi postérieure de l'abdomen détermine une forte contracture de la paroi abdominale antérieure

Obs. 2. — Une plaie pariétale est traitée par l'abstention mais le projectile est extrait de la fesse.

Obs. 3-4-5. — Ce sont des observations types de plaies pariétales simples, le chirurgien les a traitées par le simple débridement.

Obs. 6-7. — Shock et syndrome parapéritonéal en rapport avec un projectile insignifiant de la paroi.

Obs. 8-9-10. — Complications immédiates de plaies latérales de l'abdomen.
Gros hématome sous-péritonéal (8-9).
Volumineuse hernie sous–péritonéale (10).

Obs. 11-12-13-14. — Dans ces observations la contracture abdominale a décidé le chirurgien à faire une laparotomie exploratrice.

Obs. 15-16-17-18-19. — Plaies pariétales compliquées de contusion abdominale. Dans l'observation 15, la chute précoce d'une partie sphacelée du cœcum a déterminé la mort par péritonite.

Dans l'observation 16, le traumatisme, agissant par contusion, a déterminé vraisemblablement un éclatement de l'intestin grêle. Il en est résulté une péritonite localisée puis une péritonite généralisée.

Dans les observations 17, 18, 19, la contusion abdominale a déterminé une fistule stercorale qui évolue vers la guérison.

Obs. 20-21. — On y verra les séquelles que laissent en se cicatrisant les plaies de l'abdomen à savoir : des éventrations et des distentions paralytiques (20), des éventrations de voisinage (21).

Observation n° 1.

Observation de MM. Bouvier et Caudrelier, in Société de chirurgie (22 septembre 1915).

Plaie non pénétrante. Plaie du rein. Guérison.

X....., blessé par éclat d'obus le 6 mai, à 18 heures, opéré le 6 mai, à 21 heures.

Intervalle : 3 heures.

État. — Plaie région lombaire sous la 12e côte Hématurie, ventre de bois, douleurs abdominales vives, pas de vomissement, pouls à 110.

Opération. — Laparotomie sus et sous-ombilicale. Aucune perforation. La plaie n'est pas pénétrante, loge rénale tuméfiée. Suture. Débridement de la plaie lombaire. Le pôle supérieur du rein est éclaté et saigne. Tamponnement.

Suites. — Le surlendemain, les urines sont à peine rosées, pouls à 90, ventre souple. Évacué le 10, allant très bien.

Observation n° 2.

Observation de M. Paul Mathieu, in Société de chirurgie
(20 septembre 1916).

Plaie non pénétrante. Abstention. Guérison.
G....., entré le 14 mars 1916, à 15 heures, blessé le 14 mars 1916,
à 8 heures.
Intervalle : 7 heures.
État. — Bon pouls, bon facies. Plaie pénétrante du flanc gauche
par éclat d'obus.
Opération. — Le projectile à trajet probable sous le péritoine
a tunellisé l'aile iliaque gauche. Extraction du projectile dans la
fesse gauche. Esquillectomie.
Drainage du tunnel par la fesse et drainage de la cavité d'ex-
ploration.
Suites simples. — Évacué le 8 mai 1916 sur l'intérieur.

Observation n° 3.

Observation de M. Paul Mathieu, in Société de chirurgie
(20 septembre 1916).

Plaie non pénétrante. Débridement. Guérison.
G....., entré le 10 juin 1916, à 16 heures.
Blessé le 10 juin vers 11 heures.
Intervalle : 5 heures.
État. — Ventre souple, bon pouls, bon facies.
Plaie de l'abdomen par éclat d'obus.
Petit orifice au-dessous de l'ombilic, sur la ligne médiane.
Radioscopie négative.
Opération. — Débridement, vérification chirurgicale négative.
Suites simples. — Évacué sur service de petits blessés pour
cause d'encombrement.

Observation n° 4.

Observation de M. H. Rouvillois, en collaboration avec
MM. Pédeprade, Guillaume Louis et Basset.

Plaie pariétale de l'abdomen par projectile d'artillerie (région
hépatique).

M....., blessé le 14 novembre 1914.

Entré le même jour.

Large plaie d'entrée siégeant en pleine région hépatique.

Large plaie de sortie à la partie moyenne du rebord costal inférieur du même côté.

Submatité de la base droite, douleurs de la fosse iliaque avec défense. Pouls à 100.

Opération. — Exploration des deux plaies qui sont réunies par la section des parties molles intermédiaires.

Aucune pénétration abdominale. Réunion partielle et drainage.

Évacué le 28 novembre 1914.

Observation n° 5.

Observation de M. Simonin, in *Société de chirurgie* (12 avril 1916).

R....., blessé le 2 novembre 1915, à 11 heures par grenade.

État. — Plaies multiples des membres.

Plaie du ventre : orifice punctiforme à deux travers de doigt à gauche de l'ombilic.

Bon état général, ventre souple, pouls à 88, pas de vomissement.

Opération à 16 heures.

Intervalle : 5 heures.

Le débridement conduit sur le grand droit gauche, mais on perd la trace du trajet au milieu des fibres musculaires.

Laparotomie médiane. Pas d'épanchement.

Suites simples.

Observation n° 6.

Observation de M. Henry Petit, in *Société de chirurgie*
(20 septembre 1916).

P.... (F.), 31 ans.

Blessé le 20 avril 1916 à la Lounère par E. O. aux deux jambes et à l'abdomen.

Intervalle : 2 h. 30.

État. — Au niveau de la fosse iliaque gauche plaie profonde et étroite.

Facies pâle et grippé; pouls à 110; température 37°7; abdomen douloureux, défense à droite, pas de vomissement.

Opération immédiate.

Incision au niveau de l'orifice d'entrée.

On s'aperçoit que le trajet, oblique en bas, effleure le péritoine, puis s'enfonce dans la région crurale.

Suites simples.

Observation n° 7.

Observation de M. H. Rouvillois, en collaboration avec MM. Pédeprade, Guillaume Louis et Basset, in Société de chirurgie
(22 mars 1916).

Plaie pariétale de l'abdomen par éclat d'obus (région sus-pubienne). Plaies multiples.

L....., blessé le 20 février 1915.

Entré le 21 février.

Petit orifice d'entrée, à 4 centimètres au-dessus de la symphyse pubienne, sur la ligne médiane.

Pas d'orifice de sortie.

En outre plaies multiples disséminées sur tout le corps.

Douleur abdominale généralisée avec défense de la paroi et léger tympanisme.

Vomissements alimentaires. Battement des ailes du nez.

Pouls 120. État général médiocre.

Opération. — Extraction à la cocaïne d'un éclat d'obus intrapariétal de la dimension d'une petite noisette et de deux débris vestimentaires.

Disparition rapide des signes abdominaux.

Évacué le 24 février 1915 en bon état.

Observation n° 8.

Observation de M. H. Rouvillois, en collaboration avec MM. Pédeprade, Guillaume Louis et Basset, in Société de chirurgie
(22 mars 1916).

Plaie pariétale de l'abdomen par balle (région lombaire gauche). Hémorragie extrapéritonéale.

G....., blessé le 9 novembre 1914.

Entré le même jour.

Petite plaie d'entrée siégeant dans la région lombaire gauche, sur le trajet de la 12e côte, à 8 centimètres à gauche de la ligne des apophyses épineuses.

Pas d'orifice de sortie.

Fosse iliaque gauche douloureuse et en état de défense. Pouls à 80, bien frappé.

Opération. — Incision iliaque gauche ; nappe sanguine sous-péritonéale abondante. Pas de pénétration profonde. Réunion partielle et drainage. Débridement et drainage de l'orifice d'entrée.

Suites simples.

20 novembre. Extraction d'une balle à la partie supérieure de la fesse gauche.

Évacué le 6 décembre 1914.

Observation n° 9

Observation de M. H. Rouvillois, en collaboration avec MM. Pédeprade, Guillaume Louis et Basset, in *Société de chirurgie* (25 mars 1916).

Plaie pariétale de l'abdomen par éclat d'obus (trajet trans-pelvi-fessier).

G...., blessé le 23 juin 1915.

Entré le 23.

Plaie d'entrée, à deux doigts de la racine de la verge, sur le bord supérieur de la branche horizontale du pubis gauche. La région voisine, la moitié gauche du scrotum et la verge sont ecchymotiques et tuméfiées.

Plaie de sortie (pièce d'un franc), à la partie supero-interne de la fesse gauche.

Shock léger. Pouls petit. Légère submatité de la fosse iliaque gauche. Un peu de défense musculaire. Au toucher rectal : douleur à la pression sur la face latérale gauche du rectum. Urine claire.

Opération immédiate.

1° Incision verticale au niveau de la plaie antérieure. Hématome sous-péritonéal volumineux. Refoulement en haut du péritoine qui semble indemne.

Fracture parcellaire du pubis. Ablation de trois esquilles.

Dans le pelvis, le trajet du projectile semble sous-péritonéal. Hémostase. Débridement de la fesse. Drainage.

17 juillet : Hémorragie secondaire abondante (probablement de la fessière). Tamponnement.

Evacué en très bon état, le 29 juillet 1915.

Observation nᵘ 10

Observation de MM. H. Rouvillois, Guillaume Louis et Basset, Pédeprade, in *Société de chirurgie* (25 mars 1916).

Plaie pariétale de l'abdomen par éclat d'obus, avec large délabrement de la paroi de la région épigastrique. Hernie intestinale sous-péritonéale.

G...., blessé le 1ᵉʳ octobre 1915.

Entré le 2 octobre 1915.

Large délabrement de la paroi abdominale (région épigastrique) sur une étendue de 25 centimètres de long dans le sens transversal et de 15 centimètres de haut. Le péritoine est intact mais les anses intestinales font une volumineuse hernie.

Opération immédiate. Restauration de la paroi abdominale plan par plan.

Les jours suivants : désunion partielle de la plaie qui se comble progressivement.

Evacué le 13 octobre en voie de cicatrisation.

Observation n° 11

Observation de M. Abadie, d'Oran, in *Société de chirurgie* (12 mars 1916, page 490).

Plaie de l'abdomen (éclat d'obus) tangente au péritoine ; opération ; guérison.

M...., classe 1898, éclat d'obus, 7 juin 1915, à 4 heures.

État (7 juin, 9 heures). — Au-dessous et en dedans de l'épine iliaque antéro-supérieure droite : orifice comme le pouce, amenant sous l'arcade crurale, mais pas dans la cavite abdominale.

Douleurs abdominales à droite, défense pariétale très vive dans la fosse iliaque.

Bon état général. Température 39° 6 ; pouls 112.

Opération (7 Juin, 10 heures, 6ᵉ heure).

Chloroforme.

Laparotomie sous-péritonéale droite, puis incision du péritoine pour exploration; pas de sang; aspect normal; fermeture immédiate en 2 plans. On suit alors le trajet sous l'aponévrose du muscle iliaque; débridement large et drainage sous-péritonéal; fermeture en deux plans.

Suites (8 juin). — Température 40°,5; pouls 120; vomissements verts; on fait sauter les points, pansements aux mèches salées à 140 p. 1000. — 9 juin : température 37°,5; pouls 80.

Suites normales, évacué en voie de guérison.

Observation n° 12

Observation de M. H. Rouvillois, en collaboration avec MM.
Pédeprade, Guillaume Louis et Basset, in Société de chirurgie
(séance du 22 mars 1916).

Plaie pariétale de l'abdomen par éclat d'obus (flanc gauche).

G...., blessé le 25 août 1915, entré le 25 août 1915.

Plaie en séton, à 4 centimètres au-dessus de la crête iliaque.

Deux orifices (pièces de 1 franc) sur la même ligne horizontale et à 12 centimètres environ l'un de l'autre.

Pas de vomissement, mais contracture douloureuse de toute la paroi abdominale .

Pouls assez bon à 92.

Radioscopie. — Pas de projectile.

Opération. — Exploration des 2 orifices après débridement.

En raison de l'incertitude sur la pénétration laparotomie exploratrice.

Incision passant par l'orifice antérieur.

Le côlon descendant est intact. On aperçoit nettement une ecchymose sous-péritonéale longue de 3 centimètres et correspondant au passage du projectile qui a donc frôlé le péritoine sans l'ouvrir.

Réunion. — Drainage des 2 orifices.

Suites simples. — Bonne réunion.

Evacué guéri le 21 septembre.

Observation n° 13

Observation de MM. Bouvier et Caudrelier, in Société de
chirurgie (22 septembre 1915).

B..., Q...., des Chasseurs d'Afrique, blessé par éclat d'obus le 21 juin à 8 heures.

Opéré à 10 h. 30.

Intervalle : 2 h. 30.

État. — Vaste plaie pénétrante de la face postérieure du thorax avec fracture des 8ᵉ et 9ᵉ côtes à 4 travers de doigt de la colonne vertébrale. Douleur très violente dans l'hypocondre droit, contracture localisée.

Opération.

Laparotomie exploratrice. Aucune lésion intestinale, débridement de la plaie thoracique.

Suites. — Evacué le 23, allant très bien.

Observation n° 14

Observation de M. Paul Mathieu, in *Société de chirurgie* (20 septembre 1916).

Plaie non pénétrante. Laparotomie. Guérison.

P...., entré le 28 mars 1916 à 11 heures.

Blessé le 28 mars 1916 à 8 heures.

Intervalle : 3 heures.

État. — Bon pouls. Vaste plaie de la région lombaire droite par éclat d'obus.

Opération.

Laparotomie négative. Extraction de débris métalliques et de bois dans la région lombaire et de l'éclat d'obus, après radioscopie, dans la paroi abdominale — Nettoyage de la plaie.

Suites simples. — Evacué sur l'intérieur le 27 mai 1916.

Observation n° 15

(personnelle)

B.... Georges.

Blessé à 23 heures, le 1ᵉʳ août 1918.

Agents vulnérants : Eclats d'obus.

Entré à l'autochir. n° 31, le 2 août 1918 à 9 heures.

Intervalle : 10 heures.

Etat local.

C'est un polyblessé présentant 4 plaies dont 2 importantes.

1° Très large plaie de la région abdominale antérieure avec abrasion de la peau et d'une partie des muscles de la sangle abdominale. Cette plaie siège au-dessous de l'ombilic, elle a 10 cm. de haut et 20 de large, elle s'étend presque d'une épine iliaque à l'autre.

Les muscles abdominaux antérieurs ont été abrasés par le projectile qui devait être un volumineux éclat d'obus, ils apparaissent déchiquetés, contus, le fond de la plaie contient quelques caillots. Pas de pénétration abdominale. Pas d'éventration.

Le ventre est douloureux à la pression au pourtour de la plaie mais pas de contracture. Pas de matité dans les flancs. Pas de sonorité préhépatique.

2° Plaie de la racine de la cuisse gauche à la face externe, au-dessous du grand trochanter. Cette plaie est large comme une pièce de cinq francs, elle s'accompagne d'une fracture sous-trochantérienne du fémur.

3° Plaie superficielle de la face inférieure de la cuisse gauche, partie moyenne et antérieure.

4° Plaies superficielles de la face externe du genou droit et de la jambe droite.

Examen radioscopique :

Fracture du fémur gauche, sous-trochantérienne, à 3 fragments. Projectile volumineux dans le foyer de fracture.

Pas de projectile dans les autres plaies.

Etat général :

Blessé shocké.

Tension prise au Pachon : Tx = 9. Tm = 6.

Extrémités refroidies.

Pouls à 100.

Température 37°,4.

Pas de selle depuis la blessure, quelques gaz.

On commence par réchauffer le blessé en le mettant dans un lit sous un cerceau chauffant, 500 gr. sérum physiologique strychniné (0 gr. 001) intraveineux.

A 9 heures, le blessé est réchauffé, le pouls est mieux frappé, la tension est à 11 h. 7.

Intervention à 9 heures.

Anesthésie rachidienne : novocaïne dix centigrammes, strychnine deux milligrammes.

L'anesthésie est bonne mais quelques vomissements alimentaires au début.

1° Plaie abdominale.

Régularisation de la peau.

Abrasion des muscles contus.

On est forcé d'enlever une grande partie des muscles grands et petits obliques ainsi que la partie superficielle des grands droits de l'abdomen qui sont ainsi réduits au quart de leur épaisseur.

Ligatures au-dessous de l'ombilic de branches de l'épigastrique.

On s'arrête en tissu sain et l'on constate qu'il n'y a pas eu de pénétration de l'abdomen : le projectile n'a fait qu'abraser la partie antérieure des aponévroses et muscles de la sangle abdominale.

Mise en place de 4 tubes d'instillation de Dakin.

2° Plaie de la racine de la cuisse gauche.

Incision de 15 centimètres sur le trochanter et le tiers supérieur de la diaphyse. On tombe immédiatement sur le projectile qui est extrait. On découvre les 3 fragments du fémur : un fragment supérieur trochantérien, un fragment inférieur diaphysaire, une grande esquille postéro-externe adhérente dont la pointe supérieure est abattue à la pince-gouge pour permettre le drainage du foyer de fracture. La moelle osseuse est curettée.

Mise en place de 3 tubes d'instillation dans le foyer de fracture dont un dans le canal médulaire du fragment diaphysaire.

3° Épluchage des autres plaies superficielles.

L'opération a duré 40 minutes. L'anesthésie, à la fin de l'intervention, remonte jusqu'aux mamelons.

Suites post-opératoires.

A 13 heures : selle diarrhéique et sanglante (sang noir mélangé de sang rouge).

Le ventre est souple, pas de vomissement, ni de hoquet mais le pouls est rapide à 120.

Peut-être un peu de pincement des ailes du nez.

On pense à une attrition de l'intestin par contusion abdominale.

Diète absolue, glace sur le ventre.

Mise en position de Fowler. Instillation de sérum rectal.

A 15 heures : Selle diarrhéique et sanglante.

A 17 heures : Selle diarrhéique et sanglante.

Le pouls est à 130, mal frappé, filant, on ne peut penser à pratiquer une nouvelle intervention.

A 21 heures : Décès.

Autopsie.

La paroi abdominale est minutieusement inventoriée, le fascia transversalis est intact, le péritoine ne présente aucune solution de continuité, il n'y a pas eu de plaie pénétrante de l'abdomen.

A l'ouverture du ventre on trouve :

a) Un peu de liquide roussâtre et sanguinolent dans le petit bassin.

b) Des lésions du gros intestin.

Dans la région du cœcum, sur une longueur de 8 cm, existe une infiltration sanguine des tuniques intestinales.

Au milieu de cette zone d'infiltration, à la face antérieure du cœcum, on remarque une partie de couleur feuille morte grande comme une pièce de 2 francs avec, au milieu, une petite perforation.

Dans la lumière du gros intestin sont des matières colorées par du sang.

c) Des lésions de l'intestin grêle.

On note en 3 endroits du tractus intestinal, des zones ecchymotiques avec infiltration des tuniques de l'intestin mais pas de zone feuille morte, pas de perte de substance.

d) Aucun processus d'adhérence.

Quelques ecchymoses sur l'épiploon et sur le mésentère.

Estomac distendu par du liquide.

Conclusion.

Mort par péritonite septique diffuse déterminée par une perforation siégeant sur une eschare du cœcum.

Pas de solution de continuité du péritoine.

Contusion abdominale.

Observation n° 16

Observation due à l'obligeance de M. Woimant.

A..... C....., soldat de 2ᵉ cl.
29ᵉ régiment d'Infanterie
Blessé le 27 septembre 1918
Entré à l'autochir. n° 31, le 27 septembre 1918.
Intervention le même jour.
Intervalle : 7 heures.
Deux blessures par éclats d'obus.

État local :

1º Une petite plaie de la région inguinale gauche avec un projectile petit dans la verge et un hématome peu important du cordon.

2º Une plaie de la paroi abdominale.

Celle-ci large comme une paume de main siège entre l'ombilic et l'épine iliaque antérieure et supérieure. A son pourtour la peau est déchiquetée; dans le fond, l'aponévrose du grand oblique est déchirée et les muscles sous-jacents sont contus.

Le ventre est douloureux à la pression.

On note une contracture généralisée des muscles abdominaux.

L'examen radioscopique décèle un petit projectile dans la verge, rien dans l'abdomen.

État général :

Tension artérielle prise au Pachon :
Maxima 14.
Minima 9.
Facies coloré, non grippé.
Vomissements alimentaires.
Pouls rapide et petit.
Intervention.
Anesthésie générale à l'éther.
Débridement de la plaie abdominale.

Nettoyage minutieux des plans contus. On s'arrête en tissu sain après avoir constaté qu'il n'y a aucun trajet menant vers la profondeur.

Une sonde est passée assez facilement par l'urèthre et ramène d'abord un peu de sang puis une urine claire. Un lavage ne ramène pas de sang, la sonde est laissée à demeure.

Suites opératoires :

28 septembre. Pouls encore petit (130).
Température 39º le matin; 38º,1 le soir.
Langue humide. Respiration rapide et courte. Yeux un peu excavés. Urines peu abondantes.
Le ventre respire faiblement, la partie inférieure reste immobilisée.
Huile camphrée 15 ctm³ en 3 fois.
Morphine.

Sérum intrarectal (1 litre).

29 septembre. La nuit a été agitée : quelques hoquets, cependant bon aspect, teint coloré, langue humide.

Température 37°4.

Pouls 110.

Tension maxima 16.

Tension minima 9.

Les urines sont encore peu abondantes.

Le ventre respire assez librement à la partie supérieure mais pas à la partie inférieure.

30 septembre. Nuit très bonne, bon aspect général, pouls régulier et bien frappé. La partie inférieure du ventre reste toujours immobilisée.

Ablation de la sonde à demeure.

1er août. Apparition d'une fistule stercorale à la partie supérieure et gauche de la plaie.

3 août. La fistule laisse écouler des matières liquides qui érodent la peau. Protection avec des compresses vaselinées.

Température à 37°.

Ventre souple.

4 août. Dans la soirée la température monte brusquement à 39°.

5 août. Matin. Le blessé vomit, a des hoquets, présente du battement des ailes du nez.

Le ventre présente du météorisme. Disparition de la matité préhépatique.

Pouls 110.

Le blessé est mis à la diète absolue. Glace sur le ventre. Instillation de sérum intrarectal.

Soir. Vomissements, hoquet, pouls filant, refroidissement des extrémités.

20 heures. Décès.

Autopsie.

Dans le Douglas, il y a du liquide louche et des matières.

Dans la fosse iliaque interne se trouve un magma d'adhérences lâches réunissant des anses grêles au côlon sigmoïde.

Sur l'intestin grêle, on trouve à 1$^\mathrm{m}$,50 environ de la terminaison de l'iléon une perforation de la largeur d'une pièce de deux francs communiquant avec le paquet d'anses agglutinées.

Conclusion.

Plaie de la paroi abdominale. Contusion abdominale. Perforation de l'intestin grêle. Mort par péritonite aiguë.

Observation n° 17

Observation due à l'obligeance de M. Wilmoth.

D.... P.....
133e Régiment d'Infanterie, 7e compagnie.
Blessé le 20 juillet 1918.
Agent vulnérant : balle.
Entré à l'ambulance le 21 juillet 1918 à 8 heures.
Opéré le 21 juillet 1918 à 9 heures.

État local :

Séton de la région latérale gauche de l'abdomen.
Entrée du projectile : 6 centimètres au-dessus de la partie moyenne de la crête iliaque gauche.
Sortie : 2 centimètres au-dessous et en dehors de l'épine iliaque antéro-supérieure gauche.
Toute la région de l'hypocondre gauche est douloureuse à la pression.
Pas de douleur spontanée.
Ventre souple.
La pression localisée sur l'épine iliaque antérieure et supérieure est douloureuse.
Pas de selle depuis la blessure mais quelques gaz. Ni nausée ni vomissement.

État général :

Le blessé n'est pas shocké.
Pouls à 80, température normale.
On porte le diagnostic de plaie non pénétrante pariétale de l'abdomen avec fracture probable de l'aile iliaque.
Intervention 21 juillet 1918 à 9 heures.
Opérateur : M. Wilmoth.
Anesthésie générale à l'éther.
Durée : 25 minutes.
Incision de la peau d'un orifice à l'autre.

On constate que les muscles de la paroi et de la fosse iliaque externe sont déjà infectés.

On incise tout le séton et l'on ne s'arrête qu'en tissu sain.

L'investigation de la fosse iliaque externe montre une fracture fissuraire de l'aile iliaque, le muscle iliaque est contus.

Pas de lésion profonde, tout le trajet du séton est resté extra-péritonéal.

Pansement à plat.

Suites :

22 juillet. Le blessé a bien supporté l'intervention, bon état général.

23 juillet. Pansement. Bon aspect de la plaie.

24 juillet. Apparition d'une fistule stercorale. Les compresses sont souillées de liquide à odeur fécale.

25 juillet. Matières dans le pansement.

Pansements quotidiens jusqu'à l'évacuation du blessé qui a lieu le 30 novembre.

L'écoulement de matières commence à diminuer, l'état général est bon.

Observation n° 18

Observation due à l'obligeance de M. Wilmoth.

J..... A.....
338ᵉ Régiment d'Infanterie, 6ᵉ compagnie de mitrailleurs.
Agent vulnérant : Éclat d'obus.
Blessé le 5 août 1918.
Entré à l'ambulance 14/2, le 6 août 1918.
Opéré le 6 août 1918.

État local :

Plaie borgne de la région lombaire droite.

Le projectile est entré légèrement en arrière de la ligne axillaire, à mi-chemin entre les fausses côtes et la crête iliaque.

La plaie mesure 2 cm. de haut sur 1 cm. de large.

Le blessé est passé à l'écran, son projectile est localisé dans la région lombaire gauche, en arrière de la ligne axillaire droite, un peu en dessous d'une ligne horizontale qui passerait par l'orifice d'entrée, à une profondeur de 6 cm. de la peau. Le trajet est donc oblique en bas, à droite et en avant et a intéressé les apophyses épineuses de la colonne lombaire.

Au niveau de la troisième lombaire, on détermine une douleur assez vive et une crépitation sourde.

Contracture des muscles spinaux.

Douleurs spontanées sourdes et profondes des régions lombaires.

La palpation du ventre ne montre pas de contracture des droits.

Pas de symptômes médullaires.

État général :

Le blessé n'a pas eu de selle depuis sa blessure. Urine claire.

Pas de vomissement.

Pouls à 90.

Température 38°.

On porte le diagnostic de séton superficiel des régions lombaires avec fracture d'une apophyse épineuse (colonne lombaire).

Intervention le 6 août 1918.

Opérateur : M. Wilmoth.

Durée de l'intervention : 30 minutes.

Anesthésie générale à l'éther.

1° Incision verticale de 10 centimètres passant par l'orifice d'entrée. Débridement de cet orifice et excision des muscles contus.

On fait ainsi un trajet infundibuliforme qui conduit sur l'apophyse épineuse de la 3ᵉ vertèbre lombaire fracturée.

En faisant écarter largement la plaie, on arrive à extraire la partie fracturée de cette apophyse.

Le trajet ne pouvant être poursuivi commodément par cette voie, on passe au côté gauche.

2° Incision verticale de 10 centimètres passant par le repère du projectile. Les muscles sont dissociés et l'on trouve le projectile assez gros, entouré de débris vestimentaires.

Plus profondément se trouve la graisse rétrocolique qui ne présente aucune infiltration sanguine.

Pansement.

Suites :

7 août 1918. Bon état général. Température du soir : 38°.

8 août 1918. Premier pansement. Bon aspect de la plaie.

9 août 1918. La température étant montée à 39°, on refait le pansement, les compresses dégagent une légère odeur fécaloïde,

10 août. Fistule stercorale déclarée. La température baisse légèrement.

Pansements quotidiens jusqu'au 24 août, la température est redevenue normale, la fistule stercorale n'a jamais laissé passer beaucoup de matières, l'écoulement commence à diminuer notablement. Bon état général. Le blessé est évacué.

Observation n° 19

Observation de M. H. Rouvillois, en collaboration avec MM. Pédeprade, Guillaume Louis et Basset, in Société de çhirurgie

(22 mars 1916).

Plaie extrapéritonéale du côlon ascendant par éclat d'obus.

O....., blessé le 17 juin 1915.

Entré le 17 juin à 23 heures.

Plaie d'entrée de 8 millimètres au-dessous du rebord costal droit, à 15 centimètres de la ligne épineuse. Pas d'orifice de sortie.

Pas de réaction abdominale. Excellent état général.

Radioscopie.

Projectile à 8 centimètres de profondeur par rapport à l'index cutané postérieur, situé lui-même à 7 centimètres en dedans de la plaie.

Opération.

Incision selon le trajet du projectile. Ablation dans le muscle carré des lombes d'un éclat très irrégulier, 2 cm. 1/2 de diamètre. Le projectile a rasé la face postérieure du côlon ascendant, mise à nu par l'incision. Drainage.

20 juin. Apparition de matières stercorales dans le pansement.

Évacué le 26 juin en voie d'amélioration.

Observation n° 20

Présentation de malade par M. Ch. Walther, in Societé de chirurgie (23 mai 1917).

Cure radicale d'une éventration de cicatrice lombaire et d'une distension paralytique de la paroi antérieure de l'abdomen.

« Je vous présente un nouveau cas d'éventration d'une cicatrice dorsolombaire, avec section des deux dernières côtes, accompagnée d'une paralysie des muscles de l'abdomen par destruction des deux derniers nerfs dorsaux et du premier lombaire.

Blessure par éclat d'obus le 21 septembre 1914. Entré au Val-de-Grâce le 15 février 1916.

Première opération le 3 mars 1916. — Cure radicale de l'éventration dorsolombaire avec suture au crin des deux dernières côtes. Guérison complète. — Paroi solide.

Persistance d'une distension paralytique de la paroi antéro-latérale de l'abdomen formant au-dessous du rebord costal, une tumeur de 14 centimètres de longueur sur 9 de hauteur. Traitement par l'electrisation et la gymnastique sans aucun résultat.

Deuxième opération, le 14 février 1917. Cure radicale de l'éventration paralytique par le procédé que j'ai déjà décrit ici : plissement de toute la zone distendue du petit oblique et du transverse par une série de points en U à crins couplés perdus prenant point d'appui sur les parties saines des muscles et les plans fibreux, bord de la gaine du grand droit en avant, aponévrose sacrolombaire en arrière.

Ici la distension étant très haute, affleurant au rebord thoracique, j'ai pu prendre en partie le point d'appui postérieur sur la 10ᵉ et la 11ᵉ côte.

Comme dans les autres cas, la zone paralysée du petit oblique et du transverse apparaissait nettement après division du grand oblique sous forme d'une large bande flasque de couleur gris jaunâtre.

Le résultat, vous le voyez, est excellent. La paroi postérieure refaite depuis 15 mois est très solide. L'éventration paralytique, opérée depuis plus de trois mois, a complètement disparu et les muscles de la paroi ont leur vigueur normale.

Cet homme, comme ceux que je vous ai présentés précédemment, va pouvoir reprendre son service.

Observation nᵒ 21

Observation de M. E. Quénu à la Société de chirurgie
(séance du 13 janvier 1915).

Hernie ventrale au voisinage d'un trajet par balle. B....., âgé de 21 ans, est entré le 4 décembre à l'hôpital Cochin, venant du Val-de-Grâce. Il a été blessé le 6 septembre, au moment où il se baissait pour ramasser un fusil, par une balle qui pénétra dans la région sacrée, juste sur la ligne médiane, à 8 travers de doigt du sommet du coccyx, et sortit à travers l'hypocondre droit, à un travers de doigt au-dessus du rebord costal sur le trajet d'une verticale passant par l'épine iliaque antéro-supérieure. Immédiatement après la blessure, le membre inférieur droit aurait été paralysé, mais cette paralysie n'aurait duré que quelques instants.

Le blessé fut transporté à Bordeaux où il arriva le 11 septembre. Là, on lui appliqua de la glace sur le ventre pendant vingt jours, et on aurait cru à une hémorragie interne. La cicatrisation des plaies se fit très rapidement en une semaine et sans suppuration ; peu après, le blessé s'aperçut qu'il était survenu au-dessous de la porte de sortie de la balle une petite tuméfaction qui ne le gênait, du reste, aucunement.

Le 4 décembre, au moment de l'entrée, soit 3 mois après la blessure, nous constatons : un peu au-dessus du rebord costal droit, à 7 travers de doigt de la ligne médiane, à 3 travers de doigt du bord externe du muscle droit, une petite cicatrice correspondant à la place de sortie du projectile.

Un peu au-dessous du rebord costal, directement au-dessous de la cicatrice, existe une tuméfaction de la grosseur d'un œuf de pigeon, arrondie, molle, dépressible, même en partie réductible, avec impulsion à la toux. La tumeur est indolente et ne provoque aucun trouble digestif.

Diagnostic : Hernie ventrale, épiploïque, consécutive à une plaie de guerre, siégeant au-dessous de cette plaie.

Le blessé affirme de la manière la plus absolue que jamais, avant sa blessure, il n'avait remarqué rien d'anormal dans son côté.

Opération le 8 décembre.

Incision suivant le grand axe de la tumeur. La peau et la couche sous-cutanée incisées, on ouvre le sac auquel adhère l'épiploon et on arrive sur un point rétréci, assez large néanmoins pour recevoir le bout du doigt ; ce rétrécissement correspond au plan du grand oblique.

Le rétrécissement incisé, on tombe sur une sorte d'entonnoir légèrement étranglé en son milieu, dont le sommet répond profondément au transverse : là, existe la portion la plus étroite du sac.

En résumé : sac sous-cutané avec une série de trois rétrécissements correspondant aux trois muscles, le plus serré étant le plus profond. Résection du sac, suture des plans musculaires. Suites opératoires simples.

CONCLUSIONS

I. Nous avons adopté la classification des plaies de l'abdomen proposée par M. Quénu :

Plaies non pénétrantes pariétales. — Plaies non pénétrantes viscérales. — Plaies pénétrantes simples. — Plaies pénétrantes viscérales.

II. La question des plaies non pénétrantes pariétales paraît simple à priori. Elle est en réalité complexe pour trois raisons :

1° Complications immédiates;

2° Difficultés de diagnostic;

3° Complications médiates ou séquelles.

III. Les complications immédiates sont les suivantes :

1° Générale : État de shock. Une plaie bénigne peut se compliquer de shock.

2° Locales : Hémorragie. — Grosses pertes de substance, ruptures musculaires. — Hernie viscérale sous-péritonéale. — Infection.

IV. Le diagnostic comporte trois points :

1° Y a-t-il plaie pénétrante?

2° Y a-t-il plaie non pénétrante, mais avec lésion viscérale?

3° Y a-t-il plaie non pénétrante, mais compliquée de contusion abdominale ?

V. Cette dernière éventualité quoique rare mérite de retenir particulièrement l'attention, car le débridement explorateur ne doit pas donner au chirurgien une fausse sécurité. Plaie non pénétrante ne veut pas dire lésion bénigne. Un projectile peut faire une plaie superficielle de la paroi et déterminer des lésions d'organes intra-abdominaux. On se méfiera surtout des plaies par gros éclats d'obus.

La contusion peut porter sur des organes pleins (foie, rate), sur des gros vaisseaux (artères mésentériques), sur des viscères creux (estomac, intestin). On craindra surtout :

1° Une attrition de l'intestin (côlon) avec, secondairement, une chute d'eschare.

2° Un éclatement intestinal (grêle).

VI. La contusion est moins grave pour les plaies postérieures et postéro-latérales que pour les antérieures. Les premières se terminent avec une fistule stercorale, les secondes peuvent déterminer une péritonite localisée ou généralisée.

VII. On traitera les contusions de l'intestin de la façon suivante :

1° Les éclatements sont des perforations et traités comme telles ;

2° Les eschares en formation seront réséquées ;

3° Les parties légèrement contuses seront par prudence recouvertes d'épiploon ou traitées par l'enfouissement.

VIII. Les plaies pariétales peuvent laisser des séquelles :

1° Cicatrices vicieuses.

2° Hernies ventrales au niveau des cicatrices.

3° Hernies ventrales au pourtour des cicatrices.

4° Distensions paralytiques par sections nerveuses.

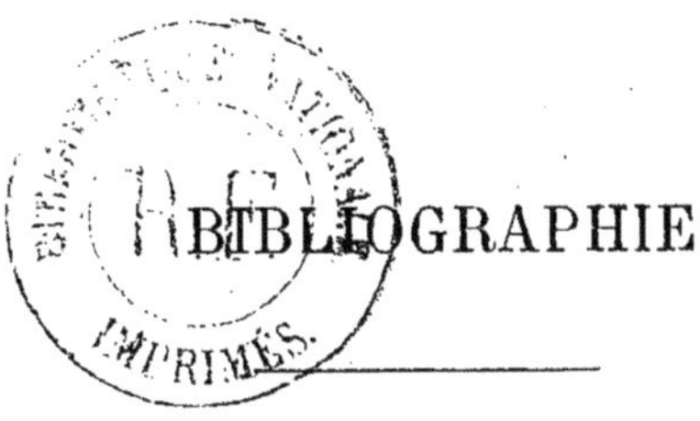

BIBLIOGRAPHIE

Abadie (J.) d'Oran. 1° *Les blessures de l'abdomen* (2e édition), p. 78, 83, 86, 139, 140, 147, 155, 167.

— 2° *A propos du traitement des plaies pénétrantes de l'abdomen.* (Société de chirurgie, 7 mars 1916, p. 490).

Bouvier et Caudrelier. — 1° *Trente-trois laparotomies pratiquées sur des blessés de l'abdomen.* (Société de chirurgie, 1915, p. 1262).

— 2° *Soixante-six observations de plaies abdominales, traitées par laparotomie.* (Société de chirurgie, 1915, p. 1647).

Chaput. — *Trente-trois laparotomies pratiquées sur des blessés de l'abdomen.* (Discussion). (Société de chirurgie, 1915, p. 1410).

Chevassu (M.). — 1° *Plaies de guerre du rein.* (Société de chirurgie 16 janvier 1918, p. 81).

— 2° *Étude sur 210 cas de plaies de l'abdomen observés en 15 jours d'offensive.* (Société de chirurgie, 15 mars 1916, p. 641).

Dambrin (C.). — Thèse de Paris, 1903.

Delay et Lucas-Championnière. — *Notes et statistiques de 8 mois de chirurgie de guerre dans un poste spécialisé en vue de la chirurgie abdominale.* (Société de chirurgie, 20 septembre 1916, p. 2077).

Delbet. — *Sur le choix de l'incision dans les plaies de l'abdomen.* (Société de chirurgie, 1917, p. 1703.)

Delore. — *Péritonites traumatiques sans lésion viscérale. Gazette hebdomadaire de médecine.* Paris, 1897, p. 889.

Duplay (S.), Rochard et Demoulin. — *Manuel de diagnostic chirurgical* (3e édition). Diagnostic des affections traumatiques de l'abdomen, p. 420.

Ferrand (J. J.). — Thèse de Paris, 1881.

Forgues. — *Précis de Pathologie externe :*

— Plaies de l'abdomen, t. II, p. 347.

— Contusions de l'abdomen, t. II, p. 337.

Guthrie. — Cité par Duplay et Reclus, in *Traité de chirurgie,* t. VI, p. 369.

Gosselin (L.). — *Leçons sur les hernies,* p. 470.

Gosset (A.). — *Précis de Pathologie chirurgicale,* t. III, p. 99.

Jalaguier. — *Traité de Chirurgie* de Duplay et Reclus :

— Plaies de l'abdomen, t. VI, p. 368.

— Hernies ventrales, t. VI, p. 802.

Jobert de Lamballe. — *Traité des maladies chirurgicales du canal intestinal,* 1831, t. 1.

Larrey. — Cité par Duplay et Reclus, in *Traité de chirurgie,* t. VI, p. 369.

Legueu. — 1º *Plaies du rein.* (Discussion). (Société de chirurgie, 16 janvier 1918, p. 88).

— 2º *A propos des fistules recto-vésicales.* (Société de chirurgie, 13 février 1918, p. 281).

— 3º *Considérations générales sur les plaies de la vessie. Journal d'Urologie*, 1917-18, t. VII, n° 1.

Loewy (Robert). — 1º Thèse de Paris, 1901.

— 2º *Paris Chirurgical*, 1910, p. 743.

Mathieu (P.). — 1º *Plaies de l'abdomen par projectiles de guerre.* (26 observations). (Société de chirurgie, 1915, p. 2207).

— 2º *Plaies de l'abdomen par armes de guerre.* (51 observations). (Société de chirurgie, 20 septembre 1916, p. 2097).

Mauclaire (P. L.). — *Compte rendu des travaux de la Société nationale de chirurgie pendant l'année 1917*, 5 février 1918, p. 183.

Miginiac (M.). — *Soixante-quatre observations de plaies pénétrantes de l'abdomen et 31 non pénétrantes.* (Société de chirurgie, 1917, p. 1703).

Mocquot et Bernard Fey. — *Plaies du rectum par projectiles de guerre.* (Société de chirurgie, 12 février 1918, p. 259).

Petit (Henry). — *Quatre observations de plaies abdominales.* (Société de chirurgie, 20 septembre 1916, p. 2060).

Picqué (Robert). — *Evolution du traitement des blessures de l'abdomen dans une ambulance de l'avant.* (Société de chirurgie, 8 mars 1916, p. 545).

Poirier et Charpy. — *Anatomie descriptive:* Myologie, t. II, p. 503.

Pozzi (S.). — *Note sur 46 observations de plaies de l'abdomen par projectiles de guerre.* (Société de chirurgie, 31 mai 1916, p. 1274).

Quénu (Jean). — *Syndrome parapéritonéal. Paris Médical*, 1915, p. 189.

Quénu (E). — 1º *Plaies du rectum par projectiles de guerre.* (Discussion). (Société de chirurgie, 12 février 1918, p. 269).

— 2º *Traitement des plaies de l'abdomen.* (Rapport). (Société de chirurgie, 1915, p. 1257).

— 3º *Trente-trois laparotomies pratiquées sur des blessés de l'abdomen.* (Rapport). (Société de chirurgie, 1915, p. 1262).

— 4º *Soixante-six observations de plaies abdominales traitées par laparotomie.* (Rapport). (Société de chirurgie, 1915, p. 1832).

— 5º *Plaies de l'abdomen par projectiles de guerre.* (Vingt-six observations). (Rapport). (Société de chirurgie, 1915, p. 2207).

— 6º *Notes cliniques et thérapeutiques sur les plaies de l'abdomen en chirurgie de guerre.* (Discussion). (Société de chirurgie, 1915, p. 2352).

— 7º *Evolution du traitement des blessés de l'abdomen dans une ambulance de l'avant.* (Discussion). (Société de chirurgie, 8 mars 1916, p. 569).

— 8º *Vingt observations de plaies de l'abdomen par projectiles de guerre.* (Rapport). (Société de chirurgie, 12 avril 1916, p. 988).

— 9º *Analyse de huit rapports présentés à la Société de chirurgie sur les plaies de l'abdomen.* Réflexions générales. (Société de chirurgie, 20 septembre 1916, p. 2122).

— 10º *Nouvelle série de plaies de l'abdomen traitées à l'A. C. A. 2. Cinq observations de plaies pénétrantes.* (Rapport). (Société de chirurgie, 1917, p. 891).

— 11º *Soixante-quatre observations de plaies pénétrantes et 31 non pénétrantes par projectiles de guerre.* (Rapport). (Société de chirurgie, 1917, p. 1832).

— 12º *Hernie ventrale au voisinage d'un trajet par balle.* (Observation). (Société de chirurgie, 13 janvier 915).

Reignier (A.). — Thèse de Paris, 1879.

Rochard. — *Notes cliniques et thérapeutiques sur les plaies de l'abdomen en chirurgie de guerre.* (Rapport). (Société de chirurgie, 1915, p. 2301).

Rouhier (M.). — 1° *Note sur la localisation d'urgence des projectiles abdominaux.* (Société de chirurgie, 1915, p. 2256).

— 2° *Note sur 46 observations de plaies de l'abdomen par projectiles de guerre.* (Société de chirurgie, 31 mai 1916, p. 127).

Rouvillois (H.), Pédeprade, Guillaume Louis et Basset.

— 1° *Etude clinique et thérapeutique sur les plaies de l'abdomen en chirurgie de guerre.* (Société de chirurgie, 22 mars 1916, p. 708).

— 2° *Nouvelle série de plaies de l'abdomen traitées à l'A. C. A. n° 2.* (Société de chirurgie, 1917, p. 705).

Schwartz (A.). — *Traitement des plaies de l'abdomen dans les ambulances de l'avant.* (Société de chirurgie, 1915, p. 1257).

Simonin (L.). — *Vingt observations de plaies de l'abdomen par projectiles de guerre.* (Société de chirurgie, 12 avril 1916, p. 985).

Stern (G.). — *Notes cliniques et thérapeutiques sur les plaies de l'abdomen en chirurgie de guerre.* (Société de chirurgie, 1915, p. 2301).

Terrier (F.). — *Sur les hernies ventrales.* (Société de chirurgie, 1878, p. 368).

Testut. — *Anatomie descriptive :*
Myologie, p. 792.
Angéiologie, p. 224.

Tuffier. — 1° *A propos des plaies du rectum.* (Discussion). (Société de chirurgie, 13 février 1918, p. 281).

— 2° *Etude sur 210 cas de plaies de l'abdomen observés en quinze jours d'offensive.* (Rapport). (Société de chirurgie, 15 mars 1916, p. 646).

Walther. — 1° *Enorme éventration d'une plaie de l'abdomen par balle. Cure radicale.* (Société de chirurgie, 27 octobre, 1915, p. 2048).

— 2° *Cure radicale d'une éventration de cicatrice lombaire et d'une distension paralytique de la paroi antérieure de l'abdomen.* (Société de chirurgie, 23 mai 1917).

— 3° *Technique de laparotomie pour plaies pénétrantes par projectiles de guerre.* (Rapport). (Société de chirurgie, 1917, p. 1695).

NOTE. Dans les références concernant les bulletins et mémoires de la Société de chirurgie, nous avons indiqué la date des séances et non celle de la publication des bulletins.

TABLE DES MATIÈRES

Typographie Firmin-Didot et Cⁱᵉ. — Paris.

9 782014 062663